U0194280

丰 盛

[美] 杨定一 / 著

Abundance

华龄出版社
HUALING PRESS

图书在版编目（CIP）数据

丰盛 / (美) 杨定一著. -- 北京：华龄出版社，
2021.7

ISBN 978-7-5169-2004-6

Ⅰ. ①丰… Ⅱ. ①杨… Ⅲ. ①精神疗法 Ⅳ.
① R749.055

中国版本图书馆 CIP 数据核字 (2021) 第 184159 号

北京市版权局著作权合同登记号　图字：01-2021-2842 号

策划编辑	颉腾文化	责任印制	李末圻
责任编辑	董　巍　郑建军	封面设计	卢峻晞

书　　名	丰盛		
作　　者	[美] 杨定一	编　　者	陈梦怡
出　　版 发　　行	华龄出版社 HUALING PRESS		
社　　址	北京市东城区安定门外大街甲 57 号	邮　　编	100011
发　　行	(010) 58122255	传　　真	(010) 84049572
承　　印	文畅阁印刷有限公司		
版　　次	2022 年 1 月第 1 版	印　　次	2022 年 10 月第 5 次印刷
规　　格	640mm×910mm	开　　本	1/16
印　　张	12.5	字　　数	161 千字
书　　号	978-7-5169-2004-6		
定　　价	65.00 元		

杨定一

我们一起走到这里，我认为是相当不容易的，无论对你、对我都不容易。

从我的角度，我从《真原医》《静坐的科学、医学与心灵之旅》到后来的"全部生命系列"一路走到这里，需要建立一套完整的词汇来阐述意识的科学。在这个过程中，我必须透过文字，将本来不可能用语言去描述得完整的系统（也就是"没有系统的系统"）在每个作品里一点一滴展开。现在回头看，我自己也很惊讶当初竟然敢这么做——别说是要去表达一个不可能表达的整体，甚至还要用我有限的中文能力，在短时间内完成这项大工程。

对你，我最多也只能表达感谢。毕竟，你在那么短的时间内，需要消化那么多篇幅，更不用讲吸收其中的观念了。你从"有"，跟着我一起进入"在"，从"相对"体会到"绝对"，从"外"回转到"心"，从局限的生命拥抱无限大的可能——这一切，都值得我们一起庆祝。

在国外的文化，这种庆祝，我会用 celebration of life（生命的庆典）来表达。"生命的庆典"一般是指丧礼、告别式。对华人而言，丧礼是伤心和痛苦的场合。然而，在国外，告别式则是让大家带着欢喜的心情，为这个离开人间的人庆祝刚完成的这一生，同时也一起怀念他。对我，"全部生命的庆典"则是——你我即使落在这个充满烦恼和痛苦的人间，一样可以瞥见生命带来的完美、宁静和欢喜。

我知道，你既然走到这里，只要认真地读、练习、听读书会和音频作品，也会明白这一生已经没有回头路，而现在，已经有了决心和勇气要继续走下去。但是，我也知道，许多朋友面对修行，可能还是在期待——也许是想得到一个东西，或是希望改变这一生的遭遇、扭转命运，甚至还可能等着透过"开悟"和"醒觉"达到什么。我过去遇到的大多数修行者，他们不光是希望在现实的层面得到改善，而且希望改善和转变愈大愈好。

这是难免的，毕竟我们可能觉得这一生并不顺遂，一切只能靠自己奋斗。甚至，我们也许就生在一个很困难的家庭，样样都比别人吃力，见到别人有财富和地位（有些还是靠继承而来）自然会羡慕，还会认为人生不公平。在这种背景下，我们当然会希望透过种种方法扭转命运。

我回到亚洲后，对大众这种想要扭转命运的心理有相当深刻的印象。这一点，对我来说是最明显的文化差异。当然，它形成的背景不难体会。毕竟整个社会贫富差距太大，再加上亚洲几千年累积的阶级和门第观念，难免会让一般人觉得要出人头地才有希望。即使自己这一生没办法飞黄腾达，也希望下一代过得更好，找到一条出路，仿佛这样就可以弥补自己这一辈子的牺牲。反过来，许多人也会认为在物质层面必须有成就，才对得起父母吃过的苦。

正因如此，对华人而言，吃苦和奋斗是理所当然的。这种韧性和毅力，可以解释为什么华人在世界各地都可以落地生根。这样的文化特色，也可以说明为什么我们一生都想投入到经济的层面——将自己和家庭的经济程度提高，来预备下一代的幸福。

当然，我们华人也讲究灵性的层面，早就知道有一种力量是在物质层面看不到的，而是存在于内心。但是，我观察到一种普遍的心理——大多数人还是希望利用这个内心的力量去改善外在的状况。于是，华人一般都讲究祭拜祖先，也会把神桌、牌位放在屋里重要的位置。一方面是为了表达对祖先的尊重；另一方面也希望可以祈求祖先保佑自己和家庭的命运。

就连面对灵性的修持，也是一样的。一般人投入修行，也许是传统的宗教，或各式各样新时代的学派，无不希望自己的命或家庭的运能好转。在这种氛围下，包括气功、脉轮、风水、星座、占卜等种种门派都在讲究外在的转变。近年来追求心想事成的潮流，也是希望透过念头的力量为个人的命运带来改善。这些目的，全部都着眼于改变目前的人生。

我在推广"全部生命系列"的过程中，也时常遇到类似的问题：许多朋友会问——人的命运是怎么来的？可不可以改命？可不可能有一套方法，让我们得到自己想要的名誉、财富、地位、幸福？既然"全部生命系列"谈到人间的一切都是注定的，那么，已经注定的一切还可不可能再改变，甚至是往好的方向改变？

我也注意到，许多朋友接触"全部生命系列"，其实带有想要改写命运的期待。这些朋友或许正处在人生的低潮，也可能遭遇了种种的打击、失落和创伤。这样的期待，完全可以理解。甚至，我明白，只有抱着这样的希望，他们才能坚持下去。

我也常常提醒朋友，不光是人生不顺可能让人受伤，其实，我们一出生来到这人间，本身已经是一种多层面的创伤。面对充满不确定的人生，对人生转变的期待，也只是反映我们自然会有的不安全感。这一点，我们也只能彼此同情，互相打气。

我也认识一些有多年修行基础的朋友，他们透过算命，想强调或证明修行自然可以改命，把痛苦的外境转变成快乐。这些做法，我认为都可以理解。毕竟他们还是想为人们带来希望。只要能带给人希望，传递更深层面的安慰或鼓励，这样的动机，从我的角度来看都是好事。

坦白说，教人扭转命运和活出丰盛的这些方法已经有很长的历史。近代人所称的"心想事成"，它的观念本身其实是一门超过上千年的学问，才会在不同的时代，透过那么多不同的作者，用各种语言表达出来。说到这里，我相信你也会好奇：以前的人怎么看待追求丰盛的课题？他们累积了怎样的成功、富足和扭转命运的秘方？你可能也会想知道，要怎么看待这些方法。

各种透过念头心想事成的练习，在人间确实有它的作用，而我希望跟你一起从这里着手。毕竟人只要能集中注意力在某一个领域，的确就能改变命运，甚至想要什么就可以得到什么，只怕自己不相信或不下功夫去做。然而，过去的人在这方面的表达难免造成一些不正确的观念，不但让我们产生更多不需要的错觉，对人生抱有过度的期待，还让我们浪费许多时间。这一点，我会在这本书中逐步澄清。

在这本《丰盛》中，我会用我的方式为你汇总过去各种追求丰盛的学问、透过念头心想事成的方法。你会跟着我一起重新发现吸引力法则、成功法则、富足的科学、祷告、正向思考，一同回顾各种探讨丰盛的观点，也会做一些练习。

你会发现，我对这些法则的说明，可能跟你过去接触的完全不同。对我来说，从每个角落都可以看到丰盛，只是过去的人有些描述方式反而容易让人错过。我相信，这本书能让你透彻理解过去这些方法没有表达清楚的地方。接下来，透过练习，你可以亲自体会这些方法的作用。在这个基础上，我们一同进入生命更全面的丰盛。

最后，你会明白，要扭转命运，让一生活得丰盛，真正的重点其实比任何人想象的更简单，完全是你我老早就明白的。真正的关键，其实只是反映真实。

"全部生命系列"的读者可能还会更进一步发现，我用"丰盛"这个主题，一方面让你对照自己的理解与领悟，另一方面让你可以轻松不费力地活出丰盛——生命彻底的改变。这，正是我想写这本书的目的。

为了达到这个效果，我接下来会用《无事生非》的写作方式，直接和你对话，也就是透过心对心，看能不能达到一种最直接的共振。

目 录

全部的生命，不可能不丰盛。

找到生命的丰盛，是每个人都可以做到的。

01
吸引力法则

　　假如你曾经好奇人生是怎么组合的，或者觉得人生不顺而希望改变命运，我想，你或许读过或听过"心想事成"或"吸引力法则"，知道它在表达头脑和念头的作用。你也可能参与过这方面的小团体或课程，看能不能改变自己的命运和遭遇，甚至能不能进一步得到财富、名声和各种人间的享受。

　　我也相信，你第一次接触吸引力法则时，可能会觉得完全违反以往你对这个世界的认知。

　　过去，你所理解的是，先有物质，才有心灵。毕竟，是先有了外在的世界，才有你。因为这样，只要人生不顺，你难免希望先改变外境。你可能会认为，只要消除了某一个让你不快乐、不顺利、不平安的条件，你就能充分发挥自己的才华和天赋。你也相信，只要在环境里再加上某一种帮助，你就能把握机会，让人生更幸福。

　　吸引力法则虽然简单，但从我的角度来看，却和你原本认为的完全相反。

　　你过去接触过的吸引力法则可能有各式各样的诠释，然而，对我而言，吸引力法则或心想事成的方法都只是让你先肯定——一切的物质都是头脑的运作。这句话，用我的理解再讲清楚一点，其实是在表达——包括**这个世界、人、东西，一切最多只是念头、念相（thought-forms）或头脑的东西（mind-stuff）**。当你读到这些话时，可能用"惊讶"两个字已经不足以形容你的感受。你大概会想，这不就是我在"全部生命系列"，尤其是《头脑的东西》里一再强调的重点吗？

没有错，在这里是一样的。但是，结论完全不同。

我在《头脑的东西》里强调的是你要如何走出脑海造出来的痛苦，看穿这个虚构的人间，而活出真实。而吸引力法则的结论是：既然一切都是头脑的东西，那么你在这人间想要什么，自然可以显现什么。你想好，就会好；想坏，就会坏。你如果想要成功，想要命运好转，接下来也就自然会显现出来。

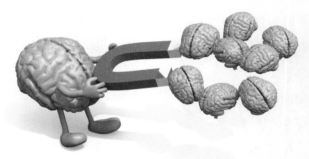

吸引力法则

你也已经看到，许多人用心想事成的诉求来推广吸引力法则。毕竟，能够把一切掌握在自己手中，想什么，就有什么，还能够对不那么理想的现实做一些调整——这不仅听起来再完美不过，还可以继续在人间生活，让人根本不需要去想看不看穿的问题。也难怪吸引力法则会吸引一代又一代世人的注意，而不断地以各种形式一再地回来。

在这里，我可以将吸引力法则和心想事成再归纳为两个中心理念：

丰 盛

正向思考、结果已经发生。

你应该也听过"正向思考"（positivism）——无论发生什么，一个人都要往正向去想。既然一切都是念头组合的，那么，一切包括周围的人、事、物也就是在反映我们的念头。假如你随时都是善意而正向的，那么，你这一生的结果也就会反映这种正向。而且，这样的正向，是正向到底。

谈吸引力法则的书籍和课程还会提醒你，成功并不是一个人就可以达到的，而是由整体的力量来实现的。所以，你不光要把一切看得正向，甚至还要将正向的精神感染到你身边的每一个人。

同时，另一项同样重要的理念是——**一个人想要得到的结果，其实已经发生。**对头脑而言，这种说法是最难懂的，好像完全打破了时间的观念。然而，对你来说，要运用吸引力法则，也就是要接受**结果已经发生**——既然对结果已经有十足的把握，你也就会让自己每个行为、每一句话、每一个念头不断去符合这个结果。既然你所期待的好事在还没发生前就已经定案，那么，你需要做的也只是透过生活的点点滴滴不断去肯定——这件好事，就是最后的结果。

当然，如果要进一步详细说明吸引力法则和心想事成，还有更多细节可以探究。但是，如果你只要掌握最基本的原则，那么，接触到这两大中心理念就差不多了。

读到这里，相信你已经开始觉得很有意思了，透过我的角度，从每一个方法、每一个角落好像都可以找到过去你从"全部生命系列"所读到的一些重点。然而，就是这些同样的重点，可以导向截然不同的结论——是着眼在无限、绝对而永恒的真实？还是紧紧守住人间的成果？

当然，吸引力法则并不是这几年才有的新鲜想法。我前面也提过，这个法则会用不同的形式，一再地回到人类的思维。最近一波的起源，大概是在 19 世纪初期的美国，心理学和精神治疗的先驱昆比（Phineas

Parkhurst Quimby, 1802—1866）医生年轻时得了肺结核，他当时虽然接受了治疗，但一直没有好转。后来，他干脆放弃治疗，外出旅行。在旅途中，他深刻地体会到——如果心情轻快起来，如跨上马鞍会感到兴奋，这种心情的转变本身就可以减轻疾病的不舒服。

他的病后来好了，而这个经历自然让他探索出心灵怎么胜过肉体的机制。他的总结是，心灵是主人，肉体只是心灵暂时的住所。心灵如果产生了一个扭曲的观念，也就可能化作肉体的疾病。既然如此，治疗师可以反过来从疾病的上游，用谈话或其他方式去修正心灵的信念，来疗愈一个人肉体的疾病。

后来，他透过催眠做了很多疗愈，也启发了美国日后盛行的信心疗法。当然，你大概已经发现，他所谓的心灵，其实还是头脑。毕竟念头、感受、心情和观念，都是头脑的产物。

你可能还记得我在《短路》中提过一些意识转变带来的身心反应，也还记得我当时提到，是心带着物质走。你大概还有印象，我还在《神圣的你》中提过，如果一个人的意识状态改变了，即使物质的条件还没有变化，早晚也会跟上来。然而，这其实不只是头脑和念头的作用，而是背后更广阔的心。这一点，我会在这本书的后面从"全部生命"的角度为你再做一次说明。

在一百多年前，能够游历世界，是一般人连想都不敢想的难得经历。一位在俄罗斯出生，走遍欧洲、纽约、伦敦的神秘学家布拉瓦茨基夫人（Helena Blavatsky）就是这样的人物。她后来将许多东方的神秘思想带到西方世界，也在 1877 年出版的第一部作品《解密伊西斯》①中提出了吸引力法则这个词。你可能没想到，就连现在许多人熟悉的"新时代（New

---

① Blavatsky, H. P. (1877). *Isis Unveiled: A Master-Key to the Mysteries of Ancient and Modern Science and Theology*. JW Bouton.

丰　盛

Age）"也是她提出来的。后来这个词代表了各种灵性修行的新观点，包括吸引力法则和心想事成。

最早，她谈吸引力法则是为了描述念相之间的吸引力。念相，也就是念头。她用念相的观念，再加上频率、振动这些科学名词，来表达念头真的存在，而且它的作用力和物质没有两样。从另一个角度来说，她是希望透过这些物质化的说明，来表达除了一般人透过五官可以体会到的物质世界外，还有一个精神的层面确实存在。

我在"全部生命系列"中采用念相这个词，所要强调的反而不是念头多么真实，而是如何走出念头带来的痛苦。这种强调，相信你现在已经可以体会到它的重要性。毕竟在这人间，物质确实对人类有无比的吸引力。而且，这种吸引力强大到让人自然地想用物质层面来解释一切。经过一再的演变，吸引力法则的观念也完全落入了物质层面，而被简化成"靠念头来吸引物质"。

再晚一点，到了 20 世纪初期，更有人用"新思路（new thought）"来传播吸引力法则，希望为人类带来幸福。推广的人采用"新思路"这种名称，就好像把吸引力法则的心想事成当作人类思想的重大突破，因而认为值得称为全新的思路。然而，你只要继续探讨下去，就会发现无论是新时代或新思路，都不算是真正的创新。古人老早已经有了类似的观念，只是没有套上新时代或新思路这样的名称而已。

这三四十年来，我看到吸引力法则和心想事成的观念即使偶尔消退，但隔一阵子又会透过某个畅销作品重新浮现出来。流行的程度，甚至让这些想法的传播本身就足以成为一项专业。

举例来说，你很可能接触过或至少听朋友提过《秘密》。作者拜恩（Rhonda Byrne）是一位广播节目制作人，在因为父亲过世而落到人生最低潮的时候，读到美国一位新思路作家华特斯（Wallace D. Wattles）在

1910 年写的《富足的科学》①。她发现书里强调的创造心态、正向思考、感恩、与最高的聪明接轨以及丰盛的观念，不只能帮助她克服忧郁的心情，甚至还能带来人生的幸福与成功。后来，她又参考 1906 年的《吸引力法则》②拍了纪录片《秘密》，接着又改写成更多人接触到的《秘密》这本书。

她的影片和书让许多人知道，可以透过念头的练习为自己带来财富、爱情、亲情、友情、健康——也就是一般人认为的成功。正是这样，才有那么多人接触到吸引力法则，而投入心想事成的练习。你或许也是透过她的作品才知道这些方法。然而，我还是要再强调一次——吸引力法则其实并不是近代人的发现，而是以前的大圣人早就知道的。

如果你曾经接触过古人早就有的菩萨道、服务瑜伽和各式各样的练习，稍加探讨，就会发现这些法门和练习在某一个层面都包含着吸引力法则的运作规律。举例来说，佛陀在《法句经》中说："诸法意先导，意主意造作。"也就是说念头影响一个人的心理状态：清净的念头带来快乐，而杂染的念头带来痛苦。

然而，佛陀所谈的，和近代心想事成的方法最大的不同在于——最早，并没有强调要用一生去追求好的结果，更没有说一个人做好人、做好事是为了好命。你只要去看早期的经典，就会知道这两者之间并没有直接的因—果关系。

可以说，圣人老早就知道，我们随时都站在两个意识的层面，一个是外在，一个是内心。让你做善事、有好的念头，只是为了你的内心平安或解脱，而不是为了从外在得到一个具体的转变。这两个层面其实是

① Wattles, W. D. (1910). *The Science of Getting Rich*. Elizabeth Towne, Holyoke, MA.

② Atkinson, W. W. (1906). *Thought Vibration: Or, The Law of Attraction in the Thought World*. Library Shelf.

丰　盛

不相关的。此外，在圣人看来，外在世界只是一个幻觉或短暂的表象，不值得你我去刻意转变。想对外在做什么调整，在圣人看来是多余的。

然而，从西方文明的角度来看，人类会认为物质本身是独立的存在，而且还是非常重要的存在。从这个角度来看，一般人也就会认为要先有物质层面（脑），才有人类的意识可谈。于是，就在这一两百年内，西方世界将心灵层面的吸引力法则完全转变成物质层面的追求，而且把吸引力法则简化成——一个人如果懂得透过念头来转变外在的物质，就能够活得好命，活得丰盛。

这些方法虽然不够全面，但还是有它的道理，我也会在接下来的几章里把它再讲一讲。当然，我写这本书，其实不是只为了向你介绍这些方法，而是想和你一起更深入地探讨丰盛的观念——你我这一生，可不可能体会到真正的丰盛？

02
成功法则

　　人类追求丰盛的历史很长久，我在这里会继续为你整理近代比较主要的几个方法。当然，这些在人间追求丰盛的方法不见得全面，但是，我们也必须承认，这毕竟是许多人累积出来的成果。这些方法和成果，其实也呼应了绝大多数人在人间想追求的好命——希望受人欢迎，得到快乐，得到成功。

　　成功法则，后来也有人称为"成功学"，它也反映了这样的追求。有意思的是，许多经营企业的朋友是透过这门学问，后来才进一步接触到心灵的层面。

　　你只要稍微接触过就会知道，成功法则可以说是把吸引力法则导向一种特定的目标——在人间物质的层面追求正向的后果。换句话说，成功学是希望教你怎么达到人生的成功，而它背后的逻辑是：既然样样都是同类相吸，那么你为什么不吸引最好、最正向、最快乐、最圆满的条件到你的生命中来？

　　换句话说，成功法则想教你的是——活出吸引力法则，同时，让这个过程引导你得到最好的人生。

我相信，你对成功法则的观念其实并不陌生。毕竟成功学后来演变出各种激励课程，我知道亚洲也引进了这些课程，被许多企业和组织的管理和培训课程所采用，也有人当作个人的成长课程来推广。你很可能参与过这些课程，也在这些课程中学会了沟通、协调、让自己得到别人肯定的各种技巧。只是，你不见得了解它最初的起源。

　　一开始，是近百年前的美国畅销作家希尔（Napoleon Hill）用成功作为切入点。他强调自己是受到当时的世界首富卡内基（Andrew Carnegie）的启发，访问了 500 位美国最富有的人，希望为大家归纳个人成功的通则。

　　希尔首先在 1928 年出版了《成功法则》[①]，接着又出了一系列的书，用很通俗的语言，教大家透过吸引力法则取得成功。在他写作的早期，他用自己的方式将吸引力法则的内涵归纳成"16 条成功法则"（也就是 16 种成功者的特质），并且当作课程来推广。

　　看到"16 条成功法则""课程"这种字眼，可能让你觉得很复杂、很严肃。甚至，如果你之前在学校的经历不太愉快，那么大概你也已经开始退缩，想把书合起来。然而，你只要再往下看，就会发现希尔的《成功法则》其实是很通俗易懂的。

　　希尔所归纳的，也只是一个人要取得成功所需要具备的特质。举例来说，他强调一个想成功的人要有明确的**目标**、要有**自信**、懂得**存钱**、有**进取心**、展现**领导力**、发挥**想象**、能够**自我控制**、有**热情**、**愿意付出**、有**好的个性**、能掌握**正确的思考**方式、可以**专注**、懂得跟别人**合作**、能够**从失败中学习**、**心胸宽大**、**待人如己**。

　　你大概也会同意，拥有这些特质的人，不光是会受人欢迎，而且应该可以过得相当充实。

---

① Hill, N. (2008). *The Law of Success: The Master Wealth-Builder's Complete and Original Lesson Plan for Achieving Your Dreams*. New York: Tarcher. (originally published in 1928).

你不用担心，我不会在这里重复这 16 个法则。然而，我会用我的方式来谈其中几项特质。你会发现，这些特质背后都有着一个共通的道理，也就是符合吸引力法则的运作规律。我相信，读完这一章，你再回头想想自己曾经接触过的各种励志书籍、激励个人成长的课程，就会有完全不同的理解。

一个人没有目标，也就还没有踏上成功的道路

在所有这些成功者的特质中，最重要也是最突出的，是希尔在《成功法则》一再强调的——**要有明确的目标**。目标，不光是要有追求，而且还要反映自己真心的渴望。无论你的渴望是财富、名誉、地位、感情、突破，还是成功，都要化成明确的目标。而且，是愈清晰、愈具体愈好。

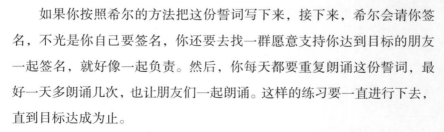

希尔也会教你把自己内心的主要目标写下来，写的时候不只要清楚地写下目标，还要像写一份誓词一样写下你要在什么时候完成目标、你为什么需要完成这个目标、你打算怎么完成目标。对很多人来说，这样的形式就等于心想事成的练习。

如果你按照希尔的方法把这份誓词写下来，接下来，希尔会请你签名，不光是你自己要签名，你还要去找一群愿意支持你达到目标的朋友一起签名，就好像一起负责。然后，你每天都要重复朗诵这份誓词，最好一天多朗诵几次，也让朋友们一起朗诵。这样的练习要一直进行下去，直到目标达成为止。

到这里，我相信你心里大概会这么想——愿意这么慎重对待，怎

丰盛

可能不成功？不过，希尔还提出了一个重点：如果你真心想要成功，不只要设立目标，更需要**专注**，把这个目标变成自己最喜欢的一件事，而不是抱着可有可无的态度来面对。

你大概会问——要喜欢到什么地步？

你可能没想到，是要到无论醒着、睡着、开车、吃饭、玩乐、工作，心里随时都有这个目标的地步。就好像你如果喜欢一个人，自然会想时时刻刻和对方在一起，也会时时想着对方。只是，这个对方现在是你心中明确的目标。

对我来说，这种投入，其实是让你的目标和你身心的每一个角落完全整合——从你的念头、你的感受，到你的行动，甚至连你周围的人、事、物都要一致地向目标前进。

这种**专注和投入**，不光是让你全身心达到合一，其实还包含着吸引力法则的关键——**你如果不断透过行为和念头，将全部的心力投入，去肯定你最后想要的结果，这个目标其实已经达成**。你这么做，就好像把最后的结果和过程变成同一件事，甚至让最后的结果变成一切。这就是我在第 1 章提到的**结果已经发生**。

再换一个角度来说，你完全专注、完全投入一个目标，就好像结果已经发生，这样又回过头来不断地给自己打气，培养信心和正向。一天比一天更滋长的信心和正向，又让你更能专注在已经完成的结果上。到这里，你应该也猜到了，这就是前面提过的**正向思考**。

成功，不只反映个人的本领

对我而言，希尔的成功法则还有一个重点是 mastermind。这一点，他也当作是成功法则最重要的基础。

mastermind 这个词，你可能看过有人翻译为"智库"，意思是一种人才的团队。你大概也还记得，希尔不光会要你为自己定下的目标签名负责，还要你组织一群志同道合的朋友来支持自己完成目标。其实，配合你完成目标的这样一群朋友，也就是他所谈的"智库"。

从这个角度，"智库"这个翻译相当符合希尔强调的应用面。但是，我认为这个翻译还是落在人事的层面，而窄化了 mastermind 的意义。我在这本书会改用"集体的聪明"来表达，有时候也会用"集体的力量"。接下来，我会用我自己的方式来归纳。

其实，从我的角度来看，希尔的"集体的聪明"的观念，还是离不开吸引力法则，也就是强调念头之间的吸引力——尤其是波动相近的念头，会彼此吸引。你大概已经可以体会到，在这类心想事成的方法中，念头的特性是重要的关键。

我们可以做这样的比喻，念头就好像我们派出去的使者。你派怎样的使者去打听消息，也就自然带回这个使者听得懂的信息。快乐的念头，自然吸引快乐的念头。你抱着悲观的态度，不光听不懂好消息，还更容易听见另一个悲观的想法。不只如此，同类的念头除了相互吸引，还会进一步共振出一个更广阔的层面，而这就是他所说的集体的聪明。

很有意思的是，我们现代人很重视**想象力**和创意。你可能没想到，想象力，是一种心灵本来就有的感应力。如果你懂得运用这种感应，和集体的聪明达到共鸣，自然就能得到更多的灵感来解决问题。

你会想，那么，这种念头的相互吸引以及集体的聪明，又和"智库"有什么关系？其实，这也只是把念头的吸引和共振的原理应用在人的层面——结合一群人，借用他们集体的聪明，帮助你达到个人的成功。从这里，我相信你可以看到，现代管理学所强调的团队合作的影子。

希尔所主张的是，你和这群人能建立和谐的关系，自然会让你们在意识与潜意识层面的交流与互动产生共振。这种共振会带动更大的生命场和集体的灵感，是远远大于你个人头脑的聪明，而可以让你有所突破的。

当然，你如果想要运用团队集体的聪明、调度团队集体的力量，就需要发挥**合作**的精神，来消除因为摩擦、争执、贪心、嫉妒所造成的内耗，让每个人的长处得到发挥，安心投入共同的目标。

此外，《成功法则》里提到，如果你想要成功，就要**愿意付出**。这一点，也是完全符合吸引力法则的。想想，如果你懂得付出、乐于分享、不计较、待人慷慨，这种念头自然会为你带来更多，吸引更多。结果是你给的愈多，得到的也愈多——更多的机会、更多的资源、更多的肯定、更多的快乐、更多的满足。

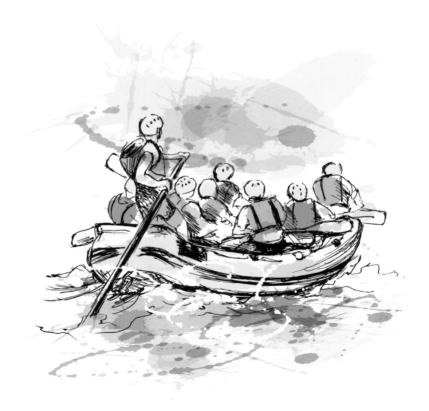

到这里，我相信你一定能体会得到，这些特质对于我们和任何人一起生活、一起工作，有多大的帮助。无论成功或快乐，都是大家一同成就出来的。从人间的角度来看，这都是正确的。不光是对人间的成功有帮助，其实也是一个人做人的基础。

自信和成功，都是可以培养的习惯

只要你接触过《真原医》，应该已经很熟悉建立习惯、改善习气的道理。你再仔细观察，就会发现，希尔的成功法则和练习有相当大的比例是在建立一个人正向的习惯。

希尔很重视专注和自我暗示（auto-suggestion）的方法。你已经知道，他会请你专心守住一个目标，并不断对自己重复这个目标及其达成的理由、方法和时间。这么做，自然会让你从里到外、从外到里，每一个细胞、每一个感知、每一个思考、每一个行为，都要不断地重复相同的路径。打个比方来说，就像森林里本来有一条模糊的小路，如果每天有人去走（而

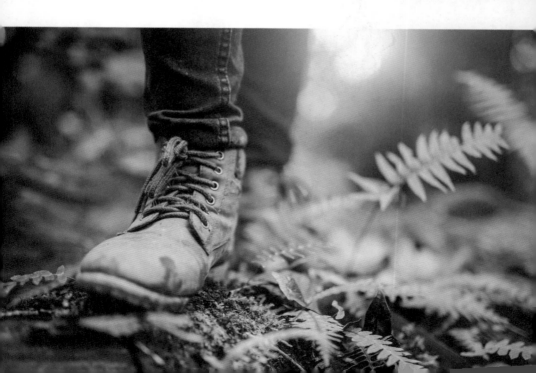

且最好是随时有人在走），自然会把它走成一条很明确、任何人一眼就认得出来的路。同样地，如果你想要成功，透过一再地自我暗示，把思想、语言、行为变得一致，也就是在为自己铺出一条通往成功的路。

你可能会问，除了目标之外，还有哪一个特质需要透过自我暗示来建立？对希尔而言，一个人要成功，很重要的一点是培养**自信**的习惯。他也举了许多自己的实例，来表达是因为有自信，他才能在一般人认为不可能的情况下取得各种宝贵的机会。

如果你也希望培养自信，希尔会提醒你，要不断地重复各种自信的念头、语言、行为。毕竟，你如果听到自己自信的表达、看到自己自信的行动，就好像是反过来继续自我暗示，而不断在你脑海和身心建立自信的路径。甚至，你最好还要透过语言和行为，让自信扩散出去。这种做法，就好像对环境进行暗示，让这个自信的路径也得到周围人、事、物的支持和肯定，然后又回头强化你的自信。

举例来说，你如果带着自信和**热情**，积极投入喜欢的事，自然会鼓舞、激励、带动周围的人和你一起投入。这本身也是透过念头的波动，对周遭进行积极的暗示，让周遭乃至自己与每一个人的思想、语言和行为达成一致。透过热情的感染，你不光可以在环境中建立一个正向的路径，还可以和"集体的聪明"接轨。

有意思的是，希尔还提到一个人要成功，必须克服人类六种基本的恐惧。这六种恐惧分别是对贫穷、死亡、疾病、失去所爱、老化、遭受批评的恐惧。我相信你也会同意，活在人间，谁不害怕这些情况呢？希尔也强调，这些恐惧会让人畏缩，失去自信，从而无法走上成功的路。

然而，你也许会觉得以下的观念相当熟悉。对希尔来说，克服恐惧的方法并不是直接去消除恐惧的来源，不是去消除贫穷、死亡、疾病，也不是永远不老化、有人爱、不被批评。一个人倘若真正要克服恐惧，也不是去消除恐惧的习惯，而是去建立一个新的习惯——自信。你已经知道，要建立自信，就要从正向的角度，透过自我暗示，不断地强化自己的信心。一个人如果对周遭、对自己感到满意，就自然会得到自信，远离恐惧。

掌握真正的成功

你可能没想到，关于成功，希尔还有一条基本的"黄金法则"。这条法则就是"待人如己""己所不欲，勿施于人"，或者用另外一个方式来说——你怎么对待别人，就会被别人同样地对待。你如果希望被善待，就要先善待别人。他更强调，一个人如果希望脱离悲惨、贫穷和欲望的煎熬，最需要去掌握的就是这个法则。

我常提醒周围的朋友，一个人要成功，先要让其他人成功。说到这里，你大概也明白了，黄金法则其实源自业力法则——想怎么收成，先怎么栽。毕竟，我们给出去的，早晚有一天都会回到我们自己身上。

你会看到，这里所谈的成功法则，基本上守住了一个重点——首先要有目标，然后不断专注于这个目标。你也可以从希尔归纳出的成功者的特质，一直观察到我在第 1 章提出来的吸引力法则的两大中心原理：正向思考以及结果已经完成。

确实，希尔对这些法则的诠释，几乎都是怎么在人间追求成功。和最初的吸引力法则相较，他的重点已经从灵性的层面完全转向物质的层面。甚至，如果你去看他一系列的作品，自然会发现比起最早的《成功法则》，后来畅销全美的《思考致富》（*Think and Grow Rich*）显然受到了 1930 年美国经济大萧条的冲击，已经把重心几乎全落在财富的层面上，认为财富就等同于人生的成功。

但是，我相信，这种倾向也很实在地反映了一般人所追求的目标。

丰　盛

03

富足的科学

我在第 1 章提过一位新思路作家华特斯，他在 1910 年出版了《富足的科学》，启发了许多相关的作品。我会在这里提到他的作品，主要是因为他对吸引力法则的解释，比起其他作家深刻许多，相当有代表性。

我感觉最有意思的是，华特斯和希尔同样都是在谈吸引力法则，但表达方式和重点却完全不一样。在这里，我会多做一些补充。

同样地，华特斯也主张——一切我们所看到的东西，都是从念头延伸出来的。同时，他深受印度哲学的影响，自然会希望透过一个最高的源头，进一步补充念头怎么显化出物质的机制。

他认为有显化能力的念头就像是一种最高的聪明、无色无形的聪明。这个无色无形的聪明包含着无限的创造。透过更具体的思考与想象（也就是我们一般的念头），这种聪明会投射出、显化出"东西"。再说清楚一点，就是透过思考，你我都可以把所想的显化出来，甚至是无限的显化——这就是华特斯谈"富足"的基础。

然而，他所谈的富足，更主要是锁定在人间的财富。这一点，当然只是反映了西方社会所看重的层面。这也是我在继续谈他的方法之前，必须提出来的重点。

丰盛：来自心态的转变

既然说透过念头，可以把所想的显化成现实，你自然会想问——那么，为什么你过去所期待的不一定能够显化呢？接下来，华特斯指出了一个关键：你如果想要显化东西，在心态上就要有一个彻底的转变。

其实，我们一般人平时都停留在一种对立、竞争、独占的心态，只是通常不会特别意识到。举例来说，我们只要觉得眼前的东西或状况不好，自然会想把它换掉，就像是对 A 不满意，自然会想得到另一个 B，用 B 去取代 A。这种替换，本身就带着一种排斥的味道。华特斯将这种心态称为"竞争心态"——好像不断在比较所有的可能，并随时要从中选出一个。他会提醒你，如果你真正想让念头有显化的力量，那么，你必须走出竞争心态，转向创造心态。

你只要观察就会发现，其他作家并没有点出这种能显化物质的心态是什么，只是把这种心态当成一种正向的练习，透过自我暗示去执行。然而，你可能也明白，一个人如果能够彻底做那些正向的练习，正向到底，也许不知不觉就转变了心态。

当然，你会继续问，怎样的心态才算是创造心态？对此，华特斯有他的说法。用我的语言来表达，创造心态其实是一种没有对立的心态。这种心态最多只是单纯的创造，并不会想去取代什么。既然没有想去取代，自然也就没有对立、没有比较、没有计较。一切，对你来说是和谐、是平安、是共生存。在华特斯的架构里，只有采用这种没有对立的创造心态，你才可能和无色无形的聪明保持一致。你如果站在这样的心态，自然很容易和无色无形的聪明共振。

感恩：和创造心态接轨

你可能会想起来，成功法则也强调要透过人与人和谐的交流，才能联结到集体的聪明、集体的力量。然而，华特斯往前推了很大一步：要进入和谐的创造心态，最直接的方法就是感恩——对这个无色无形的聪明不断地感恩，感谢它带来的一切恩典。

这种发自内心真诚的感恩，本身就会带来一种合一的力量，好像让人的头脑和无色无形的聪明合一。

这一点，你不妨现在就试试看，亲自去体会。华特斯会提醒你，只有在这种合一的状态下，这个大聪明好像才会随时在"听"你的渴望。也只有这样，你才可能透过思考和无色无形的聪明交流。

让我再换个角度来表达，透过感恩，你等于是随时在肯定——只有这个无色无形的聪明才可以给你真正想要的。华特斯也会强调，只有透过感恩，你才可以随时停留在创造心态。

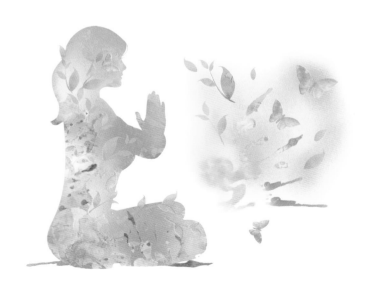

接下来，追求丰盛的方法也是一样的，都会教你要守住一个很清楚、很具体的心理画面，这个画面就是你的渴望、你想达成的目标。他们都会提醒你，要让目标愈明确、愈具体、愈清楚愈好。而且，你还要透过念头，尽可能让这个画面留在脑海中。甚至，不光你的脑海里随时有画面，这个画面已经强烈到你好像就可以闻到、摸到、感触到、尝到的地步。你如果能投入到这个地步，自然符合了吸引力法则的一个原则——**结果已经发生**，就好像目标已经完成。

你现在也知道，华特斯的方法和其他人最大的不同，其实在于他对感恩的强调。他肯定真有一个最高的源头，认为一个人如果想要得到成就，不仅要守住这个具体的画面，还要随时感谢这最高的聪明，同时心里也会愈来愈明白，无论是自己所想的念头，还是脑海里丰盛的画面，其实全都来自这无色无形的聪明。

对华特斯而言，感恩自然会让你停留在创造心态。同时，你也要对一切都有信心。举例来说，你如果希望得到财富，不光是要随时观想这个丰盛的画面，而且还要充满信心。甚至，你的信心要强烈到一个地步，已经是不理性的扩大、扩散到全面。这样的信心，你也可以称为全面的信仰。

在这强烈的信仰中，你相信这个画面已经完成，**结果已经发生**。华特斯会敦促你，为这全面的信仰，要随时诚恳地感恩。你心里会明白，这一切美好的画面，都是来自无色无形的聪明，而不是你个人的本事。

华特斯的描述相当生动，对他而言，透过感恩和信仰，就好像你和无色无形的聪明已经全面交流，让头脑在无色无形的聪明不断地留下印象，让无色无形的创造力开始动起来。只要这个创造的能量开始活起来，它自然会透过人间既有的路径或自然界的变化来达成。

当然，华特斯不会忘记提醒你，在这个过程中，你还要不断地守住

丰 盛

心里的目标，守住这个丰盛的画面，坚持相信一切已经完成，并且为此不断感恩。

富足：从"心"开始，主动付出

你可以看到，华特斯的心想事成的方法，就是一种追求富足的"心的功课"或"感恩的功课"。然而，他提出这样的功课，不是让你其他的什么都不需要做，只是被动等着富足到来。

华特斯不断强调，你如果希望富足，还是要主动去追求，让每一天的点点滴滴——自己的每一句话、每一个行为，都符合心目中丰盛的画面。而且，你要尽力做到最好，不断地给、不断地服务、不断地付出。甚至，你所付出和提供的服务，要远远超过你表面上得到的。

你会明白，这种主动的服务和付出（后来希尔也强调这一点）是对环境做一种积极的暗示，扩大丰盛的路径。这么做，就好像你已经在不断地和周围分享内心想要的富足。正因如此，你不光要在内心建立一个丰盛的画面，还要把它分享给周围的人，让周围的人也得到富足和丰盛。

然而，对华特斯来说，主动的服务和付出，更重要的是你要和创造心态一致。毕竟，你如果还在竞争心态，那么，让你得到财富，反而可能对周围的人不利，甚至会造成其他人的损失。

他会提醒你，要不断回到创造心态——你要富足，其实是为了对身边的人带来善意和好处。你自己得到愈多，别人也跟着得到更多。或者说，你可以用这个方法来肯定周围人的协助和贡献，让周围人得到的更多。

我在前一章谈希尔的黄金法则时也提到——一个人成功，要先让别人成功。或是把别人的成功，当作自己的成功。这两者，是相辅相成的。

很有意思的是，同样都是强调主动服务和付出，只因为着重的层面不同，就会带动你进入更深层面的体会。到这里，如果你接触过这些作品，我相信你现在回头去看，会再一次发现自己已经有了全新的理解。

你大概也能体会到，华特斯对吸引力法则的表达和诠释，有他独到而深刻的见解。最有意思的是，其实我自己在很年轻的时候，已经能自然地用一些同样的方法，运用到我比较感兴趣的一些领域。后来，我也透过许多作品强调正向的观念，特别是感恩的功课。

我在这样的背景下，多年后才接触到他的作品，才知道他竟然也强调感恩的重要性，而且将感恩作为和"更高的聪明"接轨的起点。对于这样的巧合，我也只能会心一笑。

当然，你也知道，我的出发点其实完全不同。我所着重的，不是财富的成就，而是健康、身心的平衡、快乐或其他心灵的追求。但是，说到底，这些领域其实都是类似的。

确实，一个人只要运用这些方法，无论想取得什么成就，都会有所帮助。而且，我相信你很快就会发现，这些心想事成的方法只是符合人间的规律，没有真正反映生命更深层面的作用。

这一点，我会在这本书的后面详细地解说。

丰盛

04

信仰、正向、感恩的重要性

　　的确，华特斯采用的语言和逻辑让我感到一种共鸣。他把重点放在财富上，但从我的角度来看，其实我们还可以进入更深的层面。我在这里，希望用我个人的语言和经验，为你进一步说明他在执行层面的重点。

　　你已经知道，对华特斯而言，一个人想要体会心想事成，就要随时活出以下的关键：首先，在脑海不断守住一个画面、一个**目标**。然后，有一种信心甚至**信仰**（相信这个画面**已经完成**），并且为此不断诚恳地**感恩**。

　　华特斯当时认为他所谈的原理是一种法则，才会称之为"富足的科学"。他也会提醒你，如果你希望让念头显化，想要心想事成，就要符合**创造心态**。假如你还是一种强调对立、竞争、独占的心态，就无法和"无色无形的聪明"达成一致，更不可能得到这种最高的聪明的祝福。

　　但我个人觉得有意思的是，从"全部生命"的角度出发，华特斯的诠释其实还可以延伸出一些相当有意思的心态，帮助你面对人间种种的变化。

　　首先，是当下。

这一点，你可能会觉得意外。你过去也许从来没想过当下和富足有什么关系。然而，如果你真的想要富足，华特斯会提醒你，其实你不需要去点点滴滴防范未来。你只要守住丰盛的目标，不需要再去烦恼怎么克服阻碍，也不要再担心可能遭受什么损失或负面后果。你只要把自己完全交给眼前的事，不断地守住眼前的项目、心中的画面与目标，并且不断地感恩，相信一切已经实现。

你只是活在当下，随时感恩，不去担心，反而可以化解任何阻碍。不仅如此，活在当下，也为你不断地建立正向的思考。

你我活在这个世界，难免都要遇到困难和考验。一般人都会抱怨，最多是想办法去克服。然而，对华特斯来说，你根本不需要有"克服困难"的想法。甚至，连一句话、一个念头只要稍微提到未来可能的困难，包括眼前的考验、不顺、疑虑，你都不要去肯定，更不要去延伸。总之，在你心中，不要残留一点点失败的可能。

如果你做过我在《好睡》中提到的练习——不要和别人分享失眠的烦恼，只要体会到这么做的好处，自然也就能够接受这样的观念。一样地，华特斯也会进一步建议你，不要让心思停留在危机、阻碍、焦虑、烦恼中，更不要让自己有机会去谈这些烦恼。

如果你还任由自己不断地烦恼和担心，对华特斯来说，你就还在一种竞争心态，同时也在持续肯定失败与坏事的可能，反而让这些不好的可能产生足以替代好的可能的作用。对他而言，你如果希望富足、成功、达成目标，最好让自己的每一个念头、每一句话都站在正向、鼓励的层面。倘若还带有一点点负面、批评、打击自己或别人的味道，那么，就马上修正。

华特斯也会教你，要把样样当作机会，不要对任何事失望。毕竟，表面上的失败，很可能是接下来的成功所需要的过程。表面上的不好，从整体来看，都是无色无形聪明的安排。就连任何表面看来是邪恶和危

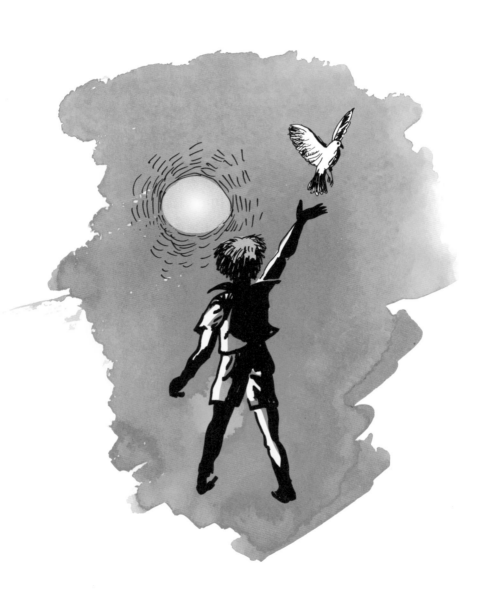

信仰、正向、感恩的重要性

害的，最多也只是发展阶段不成熟的暂时现象。你要做的，只是保持信心，相信最终的发展必然是样样都圆满。

对华特斯而言，一个人如果能彻底保持这样的信仰，眼前表面上的失败早晚会消失。而你应该也发现了，这样的信仰，本身就是一种彻底的正向。透过这种信仰，你可能会发现，每个表面的失败都蕴含着一个更大的成功，只是自己当时没能全面的了解，还可能感到挫折。

你现在多少能够体会到，对华特斯来说，一个人遇到种种的困难甚至失败，真正重要的是他还能不能继续走下去。所谓的"走下去"其实只是继续感恩、继续信仰，继续相信心目中的画面和目标。

最后，华特斯也会提醒你，如果真心走这条路，投入生命的富足，活在当下，你自然会把生命简化。别人的娱乐和消遣，对你可能逐渐地失去吸引力。你或许也会发现自己想避开某些人和场合，不想接触负面、悲观的人或信息，就好像不让自己有机会失去正向的信仰。你最珍惜的，可能就是每一个练习的机会——只要有空，就不断守住心中的画面，守住目标，随时感恩。

我相信你读到这里，自然可以体会到，华特斯的观念在面对人生的挑战时，有它的深度和价值。有意思的是，华特斯这位西方人会谈富足的科学，其实是希望能够反映东方整体的哲学。

当然，你马上会意识到，如果只守住富足的目标，其实不能算是整体。我要坦白说，华特斯所谈的，只有部分跟我个人的观念是相同的。他会从追求富足出发，也就是他还肯定物质绝对的重要性。于是，这些观念再深入，还是落在人间的价值上。

我们只是站在"全部生命"的角度理解，从整体的观点，将他所谈的方法向内心的层面扩大，而不是只守住财富或命运的转变。

这一点，我接下来会再多做一点说明。

丰　盛

05
东方的观点

当然，你会接触"全部生命系列"，也许正是因为你很早就开始思考人生，想知道这一生是怎么来的、要怎么活。你也可能早就知道，光是在西方，类似的探讨至少已经有两千多年的历史。

早在古希腊，人类已经开始探讨幸福，会辩论怎样算是活得好，想知道一个人的品德和命运是不是相关。举例来说，亚里士多德既注重一个人内在的品德，也认为外在的健康、财富和容貌一样重要。然而，斯多葛学派的哲学家则认为品德才是一个人幸福的要件，而外在则是其次。

读到他们的讨论，你应该不会觉得陌生。去探讨哪个层面对人生的幸福才重要，这并不是只有古人才有的追求，而是你也会想知道的。

当然，生活在华人文化中的你，自然会发现，这些西方文化的探讨在东方一样是老早就有的，而且在历史上一再浮现。这是因为东方文明的历史更悠久，甚至因为东方人比较内省，对人间的种种现象早已创出一套完整的生命科学，自然在修行和灵性的层面站在领先的地位。

回到"一个人的内心和外在的命运是不是相关"这个主题，只要你去找，也会发现，这种思想在华人的文化中其实是经过一些演变的。

你可能对《道德经》这段话并不陌生："上善若水。水善利万物而不争，处众人之所恶，故几于道。居善地，心善渊，与善仁，言善信，政善治，事善能，动善时。夫唯不争，故无尤。"

两千三百年前，老子认为"善"是符合"道"的自然表达。一个人符合"道"，自然会从内心友善，也不会想在这个世界争取什么，不认为有什么是非对错值得去主张。显然，对老子而言，道和外在世界不是可以相提并论的两个轨道。

过了几百年，东晋时期的《抱朴子》已经渗入了"取得"和"得到"的观念："览诸道戒，无不云欲求长生者，必欲立善积功……如此乃为有德，受福于天，所作必成，求仙可冀也。"

你读到这一段，应该会觉得很有意思，没想到一千多年前，古人就有这样的想法——认为一个人行善、救人、不作恶、善良，想做什么，都会成就，甚至有希望成仙，或得到长生。后来，南宋的《太上感应篇》

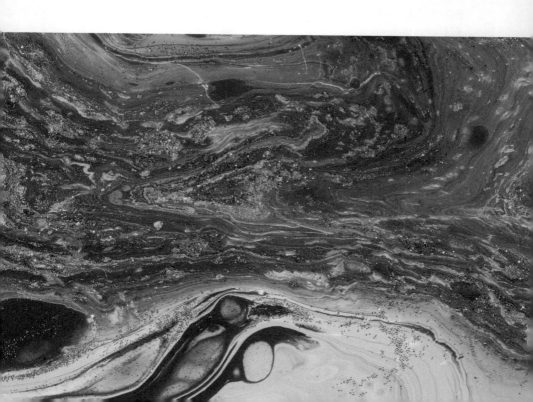

也提到："祸福无门，惟人自召；善恶之报，如影随形。"这些话，在民间流传很广，更进一步强调：一个人的命运好坏与个人的作为有关。

又过了几百年，明朝一位思想家袁了凡留下一份家训——《了凡四训》，在后世流传很广。你或许也读过，知道这是他为后代整理的四堂功课。

袁了凡的第一堂功课是"立命"，认为人的命运不是注定的，而是可以靠自己创造的。第二堂功课是"改过"，认为只要能随时修正小的过失，自然不会犯下大的过错。第三堂功课是"积善"，鼓励人多做善事，命运自然会有所改变。第四堂功课是"谦德"，教人要谦虚，要随时学习，也就有机会改善自己的处境。你可能也知道，许多慈善家和宗教家会引用《了凡四训》的说法，鼓励一般人多做善事来改变命运。这样的思想，对华人确实有很深的影响。

这样的演变可能让你体会到，自《道德经》之后，《抱朴子》《太上感应篇》和《了凡四训》一千多年来已经一步一步地将一个人的念头和行为跟他这一生的后果联结起来，而认为可以透过念头与行为的改变来取得一生的好命、顺利和丰盛。相较之下，西方近一两百年才出现的吸引力法则和心想事成的方法，只能算是刚起步没多久的系统。

然而，不光是华人有类似的说法，你只要更广泛地去探索，自然会发现印度的经典也这么说。你再略作深究，就会发现每个宗教都有这种"取得"和"后果"的观念，都强调"一分耕耘，一分收获"。尤其是正向的耕耘，可以得到最好的后果。

其中，华人最熟悉的，也就是一般人所谈的菩萨道。菩萨道讲究念头和行为的一致，也鼓励正向的行为，认为透过样样正向的行为，可以为自己设立一个"好"的基础，"好"的因果。不只如此，菩萨道还把这个观念扩展到这一生之外。如果你有好的念头、做善事，就算在这一生看不到好的结果，下一生或未来也会获益。当然，菩萨道鼓励你点点滴滴行善，倒不光是为了这一生或下一生在人间的后果，更是在强调"福德"的观念。而且，最高的福德是为了解脱、成佛，而不光是为了守住人间的成就。

古人从"取得"和"后果"的观念衍生出业力法则。你如果接触过一些古代的经典，就会发现古人对业力做了很详细的分类与归纳。他们老早观察到，有些业力在这一生很快就可以看到后果（现报），就像我们把回力镖丢出去，马上会看到它折返回来。但也有一部分的业力，是从过去累积下来的，到这一生才让我们承受（生报；后报）。当然，你再继续考据下去，就会发现业力和果报的观念不是佛教的专利，印度教老早就有，后来的基督教与其他宗教也有类似的主张。

你也可能体会到，在亚洲，这些观念并不仅仅只是理论，而是早就渗入社会。举例来说，站在"取得"和"后果"的观念上，印度教也会强调服务瑜伽（*karma yoga*），鼓励一般人要不断地服务、做善事，而且透过世间的法（*dharma*）教导社会每一个角落的人透过自己的角色都可以做善事，还可以做到最好。

你从印度的例子大概也会想到华人的情况。儒家文化也强调"礼"，从形式来规范每个阶级的正确行为，将一个人生活的样样都安排好——是哪一个等级，就依照那个等级的身份行事。透过礼，让每个人不断接受自己的社会阶层，而且在这个阶层上要样样做到最好。

这些观念就好像为人类带来一种道德的指南针，千百年来持续影响人类历史。我认为，这都是好事。然而，从另一个层面来看，这种思想也催生了种姓制度和社会阶级的观念，把一个人在社会里的角色给固定下来。

你或许会感慨，再怎么好的设定和规范，哪怕原本用心是好的，最终还是为人带来了制约和束缚。

丰　盛

但是，无论如何，你也会发现，没有哪一个主要的文化或宗教会强调做坏事可以得到好的后果。刚刚好都是相反的，各个文化和宗教都会去强调——无论眼前的命运好不好、顺不顺利，活得丰不丰盛，一个人还是要谦虚、要做善事才可以有好报。这本身，我认为是古人最伟大的地方。

不只如此，你只要多接触古人的说法，应该也体会到，东方文化对人间种种现象，包括人与人之间的关系，包括成功不成功，其实有更深入的观察。

举例来说，如果要探讨一件事会不会成功，对华人而言，也需要讲究缘分。缘分的"缘"是从佛教传来的观念，其实就是吸引力法则所讲究的——人与人、人与事、万事万物之间的作用和互动。而且，东方文化所讲究的缘不光是这一生的互动，也包括从因—果、业力的角度来看，过去是不是曾经有过好的互动？是善缘，还是恶缘？

从人与人之间的互动来谈，缘分的"分"还带有名分的观念。强调缘分，也就是表达人和人之间不光要有适当的吸引力（缘），还要有妥当的角色，让这样的缘可以展现出来。你也会明白，华人尽管强调缘分的吸引力，但同时也强调"不能强求"，而这正是一种臣服的心态。

不只如此，缘分的"分"也有恰如其分的意思。一个人要成功，要随时把注意力集中投入在上面，懂得掌握适当的时点，主动去做一些妥当的动作。我相信你在成长的过程中，可能和大多数人一样，都被父母或老师提醒过要尽本分，要有分寸，要把一切做得刚刚好。

说到这里，你可能会觉得很有趣，好像一切都是相通的。后来西方的作家透过吸引力法则强调的守住目标，主动投入，其实也是一致的。

然而，从整体来看，既然一切都是注定的，那么，一个人努力，确实不见得会成功。在这一点，华人的因缘观是看得比较深刻的，强调的是——成功除了个人的努力，还要刚刚好有缘分、有机缘。也就是说，如果你希望成功，也要检讨自己是不是有种种条件的组合，例如是不是有和人培养好关系的动力，让缘分圆满（一般人会称为"结善缘"）；是不是和环境有正向的互动（一般人可能称为"好风水"）；是不是掌握了恰当的时机，来配合个人和大环境的周期（也就是一般人所讲的"运势"）。

这些观念，你应该都不陌生，甚至你可能都跟身边的人分享过。你会知道，是天时、地利、人和种种因素配合，才能促成最后的成功。成功，其实并不是光靠个人的意志可以勉强得来的。

许多人在不如意时，都算过命。我想，你可能也这么做过。即使你不相信算命，身边或许也有热心的人帮你安排。无论你过去相不相信，你可能也知道，华人传统的算命和风水透过很简单的阴阳五行生克，不但可以推算出人和人、人和环境之间的作用是相互帮助还是抵消，甚至还可以透过这个道理去推测人一生的运势——什么时候可以顺势而为，而什么时候又该沉潜休息。这其实是一套博大精深的系统。

在华人的文化里，《易经》可以说是最早谈这些原理的经典。古人认为如果你懂得其中所谈的道理，不光可以知道眼前的吉凶，还可以绵密地推算出一个人、一个社会（古时候称为朝代）的大运。过去的人用这种推算的方式也留下相当多预言，到现在还有人不断地想去验证。从这个角度，你可以体会到，东方文化对成功、不成功或命运的解释，其实有相当全面的一套道理。这一点倒不像西方人，以为只靠个人的努力就可以得到成功。

说到这里你会发现，擅长内省的东方文化，对人间种种现象的理解，原本是远远走在全世界的前面的。只是西方世界后来在物质和科技层面的快速发展，好像让东方人失去了自信，竟然会忽略自己文化早就有一套生命的科学，还尽全力想要复制西方的发展，认为那才是进步的标竿。

仔细观察，也就这两三百年，东方世界已经催生出一种不同于传统的新文化。这种文化的变异，不光让东方人追得上西方，可能还做得更好。这当然也展现了东方人灵活适应环境的能力。然而，也正因如此，东方世界反而变得比西方更物质化，甚至完全把延伸物质的能力、转变物质的效率变成衡量文明的标准。

现在，很多人等不及得到结果。你过去可能听到别人这么问，甚至自己也反问过——如果谦虚、行善，不见得能立即得到后果，甚至要到下一辈子或下下辈子才能看到，那么，一个人难道只能接受这一生的阶级或命运吗？还是有方法可以跳出来，可以得到一个不同的结果呢？

这些答复，其实东方的经典老早都有。只是西方近代的历史短，包袱比较少，再加上讲究个人的自由，也掌握了世界资源的优势，因而更能用现代的语言融合这些智慧，成为他们文化的核心价值。

真没想到，现在反而是我们要回过头来，将这些观念重新从西方引入东方。

06
丰盛的练习

无论在世界哪一个角落，都会有人把前面提到的改命、心想事成的观念设计成练习的形式，帮助自己和别人一起追求丰盛。我相信你可能也接触过。

这些练习不光近代才有，我在前一章提到明朝的袁了凡，他就设计了一个"功过格"，让人记录做过的好事、犯下的过失，每天做一个总结和反省。他用这个方法提醒自己和每个人要做善事来改变命运。近期由不同作家一再提到的心想事成，更是有各式各样的功课，也有人组织团体，彼此提醒练习。

你当初会接触这些练习，也许是希望理解人生是怎么来的，也可能是想要帮助自己渡过眼前的难关。当然，你可能浅尝辄止，不到两天就把这些练习忘得干干净净；也可能认真练习了一段时间，但因为缺乏更深的理解，后来也就不了了之。

这些方法一般都着重在物质层面的作用，并且都有它的道理。但我认为，真正重要的是心的基础，是让我们透过这样的基础，可以进入生命更深的共鸣。

在这一章，我想透过我的方法，把这些心想事成的观念带回"全部生命"的轨道，带出真正能让你平安、和谐、圆满、丰盛的心想事成的练习，尤其是正向思考。

过去，我透过《真原医》的种种练习，从饮食、运动、心理的层面，希望为生病的朋友争取时间，让他们可以净化身心，投入内心更深的层面。你可能也还记得《真原医》有一个和"功过格"类似的"好事坏事记录表"，让小孩子把做过的好事从表格的上方往下写，把需要检讨改进的地方从表格的下方往上填。当然，这样的方法无论年纪大小都可以做。也就是这样一个简单而真诚的反省功课，只要做，就会让身心合一。

亲爱的家长　您好

为陪伴孩子正向、健康成长，在孩子每天完成记录表时，

请您协助签名确认。谢谢您！

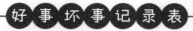

好事坏事记录表

我要养成自我反省的好习惯，让自己做的好事愈来愈多，坏事愈来愈少，也谢谢爸爸妈妈给我的鼓励。

	日期	记录表	爸妈签名
好事 ↓			
↑ 坏事			

长庚生技真原志工，感恩心校园推广小组

在这里，透过《丰盛》这本书的观念和练习，我也希望帮助困在创伤和失落走不出来的朋友，让他们运用这些正向的练习，为自己创造一个神圣的空间——不光是能够从人生的困难走出来，更能体会到生命真正的幸福与丰盛，甚至更深层面的一种美、一种力量。

你会发现，我所整理的练习都相当简化，方便你随时随地提醒自己。这么做，一方面让你可以执行，同时也让你站在现在的理解，去体会念头和头脑的作用。而且，你如果想做这些练习，要真正发自内心，让自己从里到外每一个念头、每一句话、每个行为都彻底符合正向思考，为自己创出一个感恩和显化的空间。

我也要提醒你，这些练习可以说是你个人的实验，在做的时候不只是尽量守住正向的表达，而且要去体会自己念头、情绪、语言和行为的转变。你从内心诚恳地表达，也就自然帮助自己守住正向、圆满、幸福和丰盛，让接下来的每一个行为、每个反应、每个感情、每个念头一致地为内心的幸福和丰盛服务。

练习 1：改变表达的习惯

　　改变自己习惯的表达方式，就好像让自己从一种**什么都缺**的心态，转向**已经什么都拥有**的满足和幸福。

　　练习将"我想要……""我期待……"改成"我是……""我就是……"

"我想要丰盛" ——————————————→ "我就是丰盛"

"我希望好命" ——————————————→ "我就是好命"

"我期待好运气" ——————————————→ "我是好运"

"我想要事事顺利" ————————————→ "我已经事事顺利"

"我想得到智慧" ——————————————→ "我是智慧"

"我盼望拥有力量" ————————————→ "我有力量"

"我希望身体健康" ————————————→ "我是健康"

"我期待有一个坚强的团队"——————→"我已经有很棒的团队"

你可以用你的话来表达能带你走出困境的能力，并在你心中画出一个你已经拥有这个能力的丰富的画面。透过这些表达方式的转变，从你心里某一个角落开始，你已经把一个表面上还没发生的画面变成了事实。

　　试着写出想到的句子：

(   ) ⟶ (   )

(   ) ⟶ (   )

(   ) ⟶ (   )

(   ) ⟶ (   )

(   ) ⟶ (   )

练习2：把"不"改成"是"

尽量不要用负面的"绝不"，而是把任何负面的表达都改成正向的，甚至改成"永远是"，也就是把否定的句子换成肯定。举例来说，你可以把"这件事可能不会成功"改成"一切会顺利，一切已经成形"。

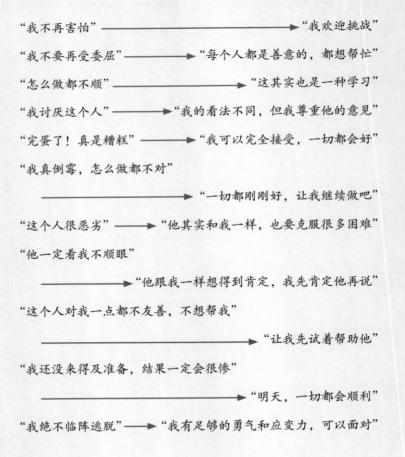

"我不再害怕" ➞ "我欢迎挑战"

"我不要再受委屈" ➞ "每个人都是善意的，都想帮忙"

"怎么做都不顺" ➞ "这其实也是一种学习"

"我讨厌这个人" ➞ "我的看法不同，但我尊重他的意见"

"完蛋了！真是糟糕" ➞ "我可以完全接受，一切都会好"

"我真倒霉，怎么做都不对"

➞ "一切都刚刚好，让我继续做吧"

"这个人很恶劣" ➞ "他其实和我一样，也要克服很多困难"

"他一定看我不顺眼"

➞ "他跟我一样想得到肯定，我先肯定他再说"

"这个人对我一点都不友善，不想帮我"

➞ "让我先试着帮助他"

"我还没来得及准备，结果一定会很惨"

➞ "明天，一切都会顺利"

"我绝不临阵逃脱" ➞ "我有足够的勇气和应变力，可以面对"

丰盛

你可以试试看，只要是平常可能出现在你心里，甚至你可能会说出口的负面的话，都可以作为你实验的素材。你需要做的，只是把这些过去或现在还会浮现在你脑海里的负面表达，转化成一个或多个你现在想到的正向的句子。

　　写下你想到的句子，读读看，体会内心的变化。你很可能会发现，原来你比你自己想象的还更正向，而你会想出更多正向的表达。透过这些表达，你可以活得不只是幸福，还可能是过去难以想象的幸福。

　　透过这些表达的转换，你带动自己的念头、语言、行动朝着正向前进，就好像对自己、对世界声明——**生命中的好事不光是可能发生，而且是注定发生，已经发生**。你也可以体会到，透过这些正向的表达，无论面对人、事、物，甚至自己，你好像多了一些内心的空间，不再那么紧绷。甚至，你会得到灵感，可以帮助你面对挑战，活得精彩而幸福。

练习 3：从"不可以"到"我可以"

这是一种日常生活的实验，也许是一早的反省，也许是晚上对一天的整理。你透过这样的实验或许会发现：换一种表达方式，所表达的不光是"可以"，其实是这一切的正向、幸福和丰盛已经在成形、在显化了。

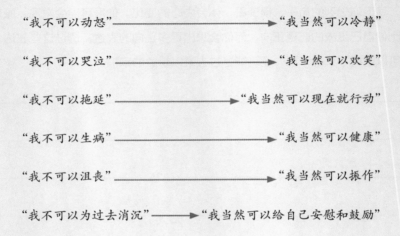

"我不可以动怒"————————————→"我当然可以冷静"

"我不可以哭泣"————————————→"我当然可以欢笑"

"我不可以拖延"————————————→"我当然可以现在就行动"

"我不可以生病"————————————→"我当然可以健康"

"我不可以沮丧"————————————→"我当然可以振作"

"我不可以为过去消沉"————→"我当然可以给自己安慰和鼓励"

你或许会想写出你的句子，而我也希望你写出自己的句子。透过这种练习，你可以很轻松地面对自己负面的情绪，用完全不同的眼光体会自己，把自己的力量、自己的美活出来。

试着写出想到的句子：

(   ) ——————→ (   )

(   ) ——————→ (   )

(   ) ——————→ (   )

(   ) ——————→ (   )

(   ) ——————→ (   )

练习4：从"我应该"到"我已经"

把"我应该"改成"我有这个权利……"，甚至是"我已经……"。

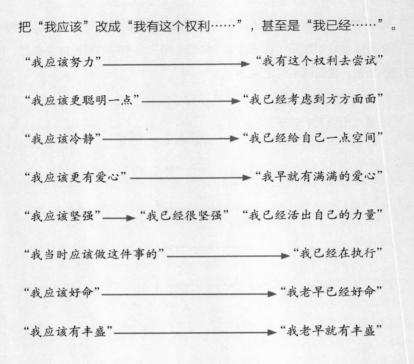

"我应该努力"━━━━━━━━━━━━━━━▶"我有这个权利去尝试"

"我应该更聪明一点"━━━━━━━━━━▶"我已经考虑到方方面面"

"我应该冷静"━━━━━━━━━━━━━▶"我已经给自己一点空间"

"我应该更有爱心"━━━━━━━━━━▶"我早就有满满的爱心"

"我应该坚强"━━▶"我已经很坚强" "我已经活出自己的力量"

"我当时应该做这件事的"━━━━━━━━▶"我已经在执行"

"我应该好命"━━━━━━━━━━━━━▶"我老早已经好命"

"我应该有丰盛"━━━━━━━━━━━━▶"我老早就有丰盛"

　　这些表达，你可能需要多练习几次来熟练这种转换，并且让正向的表达稳定地落到心里。你也可能到这个时候才发现，原来每一个"应该"都含着一种"怎么当初没做到"的懊恼、后悔与自责。

　　然而，就算你过去都这么责备自己，就放过吧。从现在开始，你可以把表达里所含的任何假设都去掉，回到现在——"我不光是该做什么，我已经在做，已经做到了"。

　　　　　　　　　　　　　　　　　　丰　盛

即使你还没办法随时转换成"已经是""老早有"的正向表达，我也会建议你平时最好少用或不用"当初应该""早知道"这些话。现在，你或许已经体会到，这些话不光带来一种负面的念头，还带来一种当时该做什么或不该做什么的制约。其实，这些负面的联结，我们一点都不需要去建立。

试着写出想到的句子：

（　　　　　　　　　）━━━━━▶（　　　　　　　　　　）

（　　　　　　　　　）━━━━━▶（　　　　　　　　　　）

（　　　　　　　　　）━━━━━▶（　　　　　　　　　　）

（　　　　　　　　　）━━━━━▶（　　　　　　　　　　）

（　　　　　　　　　）━━━━━▶（　　　　　　　　　　）

练习 5：从"期待"到"本来就是"

　　把"我期待""我想象"改成"我知道，本来就是如此""我有充分的把握就是如此"。

　　透过这种表达的转换，你对于原本不敢多想的好事，或许开始觉得有一点主动的能力。即使过去不是如此，你也有充分的把握，经过你的努力，可以如此。

"我期待健康"

　　　　　━━━━▶"我知道，本来就会健康""我有充分的把握会健康"

"我期待工作能够顺利"

　　　　　　　　　　━━━━━━━━▶"我知道，这个案子本来就会顺利"

"我期待家庭和谐温暖"

　　　　　━━━━▶"我有充分的把握，我可以让家庭和谐温暖"

　　试着写出想到的句子：

　　（　　　　　　　）━━━━▶（　　　　　　　）
　　（　　　　　　　）━━━━▶（　　　　　　　）
　　（　　　　　　　）━━━━▶（　　　　　　　）
　　（　　　　　　　）━━━━▶（　　　　　　　）
　　（　　　　　　　）━━━━▶（　　　　　　　）

练习 6：从"不确定"到"完全肯定"

把"如果""可能"，改成"当然""肯定"。

将"或许、如果、可能……"这些词所隐含的不确定，转化成你确定会投入的热忱。这么做，你不光是在激励自己，同时也会把专注和投入的心情感染给周围的人。

"如果我身体好一点" ⟶ "我当然身体会好"

"如果运气好一点" ⟶ "肯定会有好运气"

"假如可以协调大家的意见"

⟶ "我当然能够协调大家的意见"

"我或许可以做完这个项目" ⟶ "我当然会完成这个项目"

"或许情况会好转" ⟶ "情况肯定会好转"

试着写出想到的句子：

（　　　　　　　　　） ⟶ （　　　　　　　　　）

（　　　　　　　　　） ⟶ （　　　　　　　　　）

（　　　　　　　　　） ⟶ （　　　　　　　　　）

（　　　　　　　　　） ⟶ （　　　　　　　　　）

（　　　　　　　　　） ⟶ （　　　　　　　　　）

你大概已经发现，前面这些练习主要是在把语言或念头转成正向，同时把否定或假设性的不安全感转到肯定的层面，让你学会跨过"觉得自己还缺什么"的不足感或是"过去不顺利"残留下来的负面反应，而将内心的目标反过来用正向的方式重新表达。

简单来说，这些练习要你做的，只是把缺乏的感觉和各种担心全部转成"我值得""我有这个权利""我可以"的幸福、丰盛和满足，而你可以再进一步把这种肯定带到生活每一个层面，透过每一个行为的点点滴滴来表达正向。

熟练了正向的表达，你可以进一步运用前面谈的心想事成的技巧，来表达你的感恩与幸福：首先，在心中创造更完整、更生动的幸福画面，并且把所想要的结果描述得具体而清晰，清晰到你从生命的每一个层面（包括五官的知觉和观想）都已经好像可以听到、闻到、感触到最后的结果。

透过以下三个步骤，你就可以从每一个角落，为自己创造一个幸福的路径：

● 你想要怎样的幸福，**具体观想它，把它当作已经得到了。**

● **眼前的一切，都配合着你心目中这个幸福的画面不断地正向成长。**你不光已经很具体得到了，而且你的成长也**带来很大的欢喜。**

● 把这个过程，**点点滴滴观想起来，愈具体愈好。**你可以观想你的幸福可能为你个人、为周围的人带来多大的**快乐、舒畅和欢喜，而这快乐、舒畅、欢喜自然地扩散出去，成为一切的快乐、舒畅和欢喜。**

你会发现，做到这里，你不可能不感恩，而且，也只会感恩。你会不断地感谢这种最好的安排——不光是最好的结果，还是最好的选择，最理想的经过。是透过眼前的方法，帮助你集中注意力和精力，可以活得幸福而丰盛。

你不断地肯定一切，不只是肯定眼前看得到的结果，更是不断地感

丰 盛

恩、感谢一切都是刚刚好的安排，一切都是我需要的。无论结果如何，对我都是最好的。一切的过程都好，一切的安排都好，一切的恩典都好。就好像眼前、心中想完成的事，其实老早已经完成，而你只是点点滴滴随时感谢进行的过程和完成的结果。

你读到这里，可能还会反问——既然我在"全部生命系列"不断强调这个世界根本不存在，那么，为什么还需要鼓励大家在这个不存在的世界做丰盛的练习？

没错，这是一个很有趣的问题。反过来说，如果对你，这个世界确实不存在，那么，为什么不能在这个不存在的世界做这些正向的练习、丰盛的练习呢？我在这里要相当坦白地告诉你，如果你还不断地有反弹、想抗议、觉得不顺、感到委屈、想要避开这个人间，对你而言，这世界还是真实的，你还是在不断受到这个不存在的世界的影响。

这时候，透过这些丰盛的练习，主要是正向的练习，你反而能够一再地让头脑净化，将原本又多又杂的顾虑和烦恼简化成正向的念头。虽然还是念头，但经过正向的统一，已经让你可以专注、可以投入，可以体会到面对人生，自己并不是一个小小的、无能为力的个体。

从我的角度来看，这些丰盛的练习，可以集中头脑的注意而达到一种同步或共振的状态——让念头减少，让脑波单纯化并且相互加成。不要小看这种同步的作用，其实和静坐等种种方法带来的效果是相通的，是透过头脑的简化和同步，你的身心才能一致化。透过这种一致，你的人生才可以进一步得到彻底的转变。

透过这些练习，你等于是为自己更深层面的追求创造出一个神圣的空间。你将念头和生命简化，早晚有一天，你可以轻松不费力地落到你本来就有的层面。

丰盛的练习

07

祷告所带来的丰盛

如果你曾经遇到困难，而且是透过个人的力量几乎不可能解开的，我相信你一定祷告过——也许是在寺庙里向神明祈求，也可能是在教堂里祷告，甚至只是在夜深人静时流着眼泪，不知道能向谁求，只希望能够得到老天或贵人的帮助。

当然，我们一般看到"祷告"两个字，通常想到的是西方人在教堂里的祷告。在西方，各种心想事成的方法也几乎都会引用《圣经》谈祷告的句子，作为支持吸引力法则的依据。你大概也读过，有些作家会用耶稣说的："凡你们祷告祈求的，无论是什么，只要信是得着的，就必得着。"（《马可福音》11 章 24 节）

这些《圣经》的话，其实不光被拿来支持吸引力法则，对西方的祈祷文化更是有很深刻的影响。我在国外参加过大型的祈祷会，也听到许多传道人用这些话来鼓励大家，来带动每个人祷告的心。

然而，你可能会感觉到，这种引用《圣经》的方式好像把重点落在：要怎么祷告会比较有效率，比较能得到结果。就好像把信心或信仰当作一种关键机制——有信仰，祷告才会灵验。

当然，这种想法多少反映了西方文化偏重物质的价值观。也就是认为祷告，是为了祈求这一生命运的好转。既然如此，当然要找出能够提高祷告效率的关键。

你再仔细观察《圣经》谈祷告的段落，不难发现里头还包含着很重要的一点——初步的祷告，也许还在祈求；但是，真正的祷告并不在于求什么，而是透过祷告在感谢主，与主交流，并且一直不断地肯定我们所想要的结果。

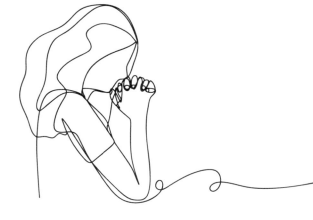

我相信，你透过现在的理解会明白，古人所谈的观念始终是相通的。或者说，真正重要的观念，从来都不是新的，而好像是人类需要一再地把已经失落的智慧找回来。华特斯用他富足的科学所谈的感恩，表面上是一种"新思路"，其实也不过是从另外一个角度，来提醒世人不要错过祷告真正的重点。

你如果曾经在某个时刻，透过祷告祈求，那么，你站在现在的理解上，就会发现——祷告和所求之物，两者之间的因果关系和你原本想的竟然是完全颠倒的。

原来，真正的祷告，并不是因为你祷告了而让你得到什么。反过来，是结果早就走在前面。换句话说，就好像你想要的结果其实你已经得到了，而并不是透过祷告才求来的。你的祷告，只是为这一切补上一个"因"——**对结果已经发生**做一个肯定，并且感激上帝、感激一切，让你得到这圆满的结果。

这一点，可能是当初为了某个愿望而祷告的你，想都没想到的。

许多方法都会强调祷告，但我总认为它们的解说并不够完整。其实，最好的祷告，自然会变成感恩，而且到头来是为感恩而感恩，为祷告而祷告。你可能还记得我在《真原医》提到"谢谢"的练习，让你拿"谢谢"作为一个咒语，在心里不断重复。其实，这么做，本身也就是最好的祷告。

　　而且，你只要做这样的练习，自然更能体会到，祷告并不是为了得到你想要的结果，而是让你有机会不断地感恩。没想到，这个恩典竟然早就包括你心中想得到的结果。

　　从我的角度来看，祷告最多只是在特定的场合、时段，用特定的仪式来进行感恩。如果你从早到晚随时可以感恩，其实已经活在祷告中。

　　再换一个角度讲，只是为了让头脑和心一致，你还需要去肯定、承认眼前的结果老早就已经发生。你的祷告，只是感恩这样的完成，这样的圆满。要不然，你可能还在误导自己——以为从早到晚透过祷告不停地求一个东西，就会管用。而你也不会知道，其实这样的圆满和完成本来是追求不来的。认为可以透过祷告来祈求，这种想法已经违反了最基本的道理，更不用讲不符合吸引力法则了。

　　当然，你可能还是觉得这个道理有很大的矛盾，很难想象结果怎么可能发生在祷告之前。在这里，我也只能从个人的体验出发提醒你，你如果真心想要跨过这种表面上的矛盾，就要透过信仰——**相信一切已经完成，而一切都是最好的安排**。

　　信仰大、相信到底，你自然会活出这颠倒的因—果。甚至，你不会想去追究其间的因—果。信仰大，你也没有什么成功或失败的观念，而随时都可以回到眼前点点滴滴的当下，让自己投入眼前的事，把眼前的事做到最好。

　　你自然随时活在当下。

　　只有这样，你才可能让各种渴望和期待的动力消失。也就好像，无

　　　　　　　　　　　　　　　　　　　丰　盛

论你心中原本有什么期待、有什么渴望，你竟然能够放过，并让每一个瞬间带着你走下去，活出自己。

你真正有信仰，自然会诚恳，自然会真心。你如果随时保持祷告所带来的信仰和臣服，就自然会正向，更不用讲会想贡献出来。这种贡献的心、服务的心，自然会远远比想得到、想追求的心更大。

你可能没想到，透过信仰，透过真心的臣服与祷告，你竟然已经活出华特斯主张的创造心态、正向的感恩。

唯一的不同是，华特斯还强调要守住一个画面。然而，只要你亲自去做，大概已经隐约体会到，对真正有信仰、真心臣服的人，"守住一个画面"其实是多余的。

毕竟要你守住一个观念、守住一个画面，其实还是一种占有或独占。严格讲，还是一种竞争心态的作用。你如果真正站在创造心态，不光根本不会想刻意规划未来，更不用说还要守住什么目标、找出什么解决方案、去克服什么困难。

你甚至可能会发现，继续祷告下去，原本所祷告、所祈求的目的，自然会消失。对你，已经没有一个结果还需要去透过祷告来肯定的。你只是为感恩而感恩，为祈祷而祈祷。你也不会认为还有什么因—果关系是透过祷告而颠倒的。对你，祷告的因和果已经是一样的，是平等的。既然一切是平等的，接下来，你的心念也不会有什么起伏，自然没有什么结果还可以让你想要取得。

我相信，讲到这里，你已经发现，无论是华特斯的心想事成或是"全部生命"的观念，都可以没有矛盾。尽管华特斯的观念只对了一部分，从整体的角度来看并不够完整，但是透过"全部生命系列"的精神，你反倒不需要否定任何观念，只需要把它延伸到一个更大、更不费力的层面，接下来，让你可以轻松活出来，而不需要刻意去追求。

其实，回到意识的源头，才是你真正丰盛的开始，自然会带出全部和丰盛相关的答案。讲得更透彻一点，懂了什么是真实，本身就是最高的丰盛，本身也就包含你这一生全部想找的解答。

当然，我会在这本书继续把这个观念打开。

08

集体的聪明

我想再回到一个和心想事成相关的观念，和你一起从另一个角度切入。这么做，也可以作为一个实例进一步说明——其实你一切都不需要否定，只需要延伸到一个更大的层面，就可以轻轻松松活出来。

你应该还记得，希尔在《成功法则》的一开始就提出的"聪明""集体的力量"，并把这个观念当作成功法则的基础。当然，你也可以把这种集体的聪明或力量当作是一种集体的蓝图。

希尔想表达的是——你如果想要成功，首先要承认或肯定有一种比自己更大的聪明或力量，而这样的聪明和力量是来自团体或集体的。当然，希尔所强调的，更多是要你学会运用其他人的聪明和力量。也就是说，你如果想要成功，就要先明白，并不是光靠自己的本事就够，还要懂得让其他人来配合自己，自己更要不断地去协调,让其他人和自己达成一致。

从我的角度来看，这些观念当然是正确的。不过，说到底，也只是部分正确。

我们一般人会认为成功完全是靠自己，或许是个人的遗传、智商、情商、专业的技术、能力、本事，甚至运气不同于其他人，才可以得到成功。即使没有这些优势，我们也会认为是靠着自己坚持到底的毅力，才克服了环境或周围的困难与挑战。这时候，如果要谈"集体的聪明"，最多只是被我们当作一种次要的辅助——就好像我们本来就会成功，只是刚好有团队来帮忙推了一把！

总之，对一般人而言，成功与否，反映的其实是个人的本事，而别人的贡献只能算是次要的。我相信，一般人就算不明讲，心里很可能就是这么想的。

而你，大概也有差不多的想法。

你或许也发现了，即使希尔认为一个人的成功需要依赖集体或团队的力量，但说到底，还是和一般人的想法类似——强调怎么透过个人的本领、规划、毅力，甚至魅力，把团队的力量引导到个人的目标。他所看重的，其实还是个人的功劳。

然而，从我的角度来看，如果你想要掌握集体的聪明，真正的重点不是看你个人有多少驾驭团队力量的本事。相反的，是透过这个观念，让你有机会肯定周围其他人的重要性。

我在这里，可以试着从业力或注定的角度，再为你重新切入这个观念。

我们在第5章已经谈过，从因缘的角度来看，"认为一个人的成功都在于自己"的观念并不正确。其实，一个人的成功与否，完全是注定的——是符合过去种种的安排、残留的能量或意识状态，并在这一生延伸出来的。

你大概没想过，你这一生成功与否，不只对你根本没有多少代表性，更不是透过个人或谁的努力和奋斗就可以去解释的。甚至，业力带来的成功或不成功，完全是你、我、每一个人都挡不住的。

然而，我也不断强调，你也没有必要因为懂了业力或注定的道理，就干脆什么都不做，只任由命运安排。相反地，我反而一直鼓励你——

该做什么，就做什么。

你大概也注意到，我过去总是提醒大家，即使一切都已经注定，一个人还是要点点滴滴做到最好，尽力付出。毕竟，既然一切都是注定的，你何不当作自己已经被注定要点点滴滴做到最好呢？而不是为了想得到什么或达成什么目标，你才去做到最好。

你大概还记得华特斯强调过，其实，点点滴滴做到最好，也只是活在当下——把注意力落在眼前的事情和动态，完全投入。

这一点，希望你记得——是完全投入，而不是让自己变得好像有两个"你"：一个"你"在做，而另一个"你"分心去规划，在等着未来。

其实，只有当下是真的。

如果你真正明白一切都是注定的，明白任何结果不全靠个人的本事，那么，你自然会跟别人和谐，而跟整体不费力地达到共振。这样一来，

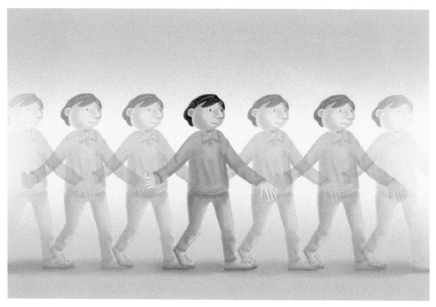

李研慧／绘 《全部的你》

集体的聪明

对你来说，就连"借用整体的力量"这种说法都是多余的。既然你跟整体从来没有分开过，你最多只是在谦虚中，不断肯定整体和其他人带来的力量与恩典。

本来，你对自己、对别人还可能有种种期待。到这里，这个期待突然消失了。期待消失，你自然会发现随时可以感恩。甚至，对样样（无论表面看来是好或坏）都可以诚恳地感恩。

既然你跟整体从来没有分开过，那么你如果在心中守住目标，随时充满感恩，不光是你每一分努力都会往这个目标集中，甚至就连外界的过程都可能开始扭转，就好像整个宇宙从各个角落伸出手来，要用各种方法成全你、配合你的目标。

然而，我也观察到一个现象，有些人得到了好结果，却总要用各种理由来抵消它。举例来说，一个团队达成目标，本来就值得好好庆祝。但是，我常看到有些负责人非要将这种欢喜打折扣，非要认为只是巧合，只是碰上了大环境很顺，而不会认为是值得大家一起庆祝的成就。

你或许会以为这种态度很谦虚，认为这么解释才理性。然而，这种拒绝肯定、拒绝庆祝的心态反映的其实是一种错误的理解——以为一切好事都要靠个人的计划才算数，而把整体的力量和恩典当作不存在。

甚至，一个人如果习惯性地贬低好结果，无形中也就好像在暗示：不不不，我不配你这么帮我，不值得你给我这一切的好结果。最奇妙的是，一个人抱着这种觉得自己不配的心态，整体的力量自然会顺着他的想法，渐渐地把这一切的好事给抹掉。

你不妨试试看，让自己对周围的期待消失，不再那么挑剔，多欣赏自己和别人的好处，无论环境配不配合，都可以为每一件大大小小的好事庆祝。你可能会发现，不知不觉，自己逐渐变得既诚恳又正向，好像换了一个人似的。你可以很随和，很自在，随时和周围达到和谐的共振。

丰　盛

你也自然会发现，不光是有好消息可以随时庆祝，就连听到了坏消息，也不会再觉得是多严重的事。甚至任何表面看来的负面，你都可以用一种正向的方法来解释。正因如此，对你来说，不再有任何东西那么严肃、那么重要，样样都单纯，随时都可以庆祝，而不是非要怎样的状况才值得庆祝。

这时候，对你来说，人生就是一出喜剧，随时都可以让你从心里真正欢喜，而可以笑出来。这种笑，是从内心流出。别人听到了，不光是能感受到你的诚恳，而且会跟着一起笑，一起真心欢喜。

这种欢喜，自然会带来一种正向、一种扭转的力量，让你和周围的人可以走出种种的困难，肯定样样都没有绝对的重要性。因此，任何眼前的难题都跟着化解，没有什么困难能让你紧张、心慌，甚至绝望。

我相信，这样的人自然会让人想去接触，甚至让人期待自己也可以如此。

对我来说，谈集体的聪明，这才是真正的重点。

你大概已经发现，我所谈的，和各种心想事成或鼓励人行善积德的道理大致是相通的，只是出发点可能不同。我之所以强调种种正向的练习，不是为了让你追求财富或达成物质层面的成就。甚至，从我的角度来看，你如果还带着物质层面的目的，反而难以成功。即使你拥有种种优势，到最后还是可能会失败。

最后，我想提醒你——成功，并不是终点，而是点点滴滴让人满足的过程。成功与否，到最后充其量是一种副产物。无论有或没有，跟整体都不相关，也不重要。

甚至，你要完全脱落成功或失败的观念，才会发现——把样样看淡、正向、宽容、分享、感恩、信仰——这本身才是真正的成功。

这些话，你看可不可以接受。

09
对称法则

　　我相信，经过前面的章节，我们一个个观念这么走下来，你应该已经有了心理准备，自然会想知道——从"全部生命"的观点，怎么看"丰盛"这个主题？怎么看待你对丰盛的追求？

　　然而，在我们继续一起走下去之前，我也希望你能够理解：从人间的角度来看，接下来，有些话或许听起来会像是泼冷水，好像在否定你过去追求丰盛的努力。然而，其实不是。你从前面的章节应该已经体会到，我还是希望你能够透过这些方法，至少让心里打开一点空间，再进入更深的层面。

　　只是，无论人间的丰盛有多少用途，我只是希望对你说实话——除了人间的丰盛，还有一种生命的丰盛、真正的丰盛在等着你去认识。我有责任不断提醒这一点，但愿不让你这一生的追求走错了方向。

　　你可能还记得，我在《神圣的你》中就提出了丰盛的观念，同时也谈到"对称法则（law of symmetry）"，就好像把它当作一种丰盛的机制。不过，书出版后，我一直没有听到任何人问怎么取得生命的丰盛。从我的角度来看，这本身可能反映了——是我们的理解还不够透彻，才不会

　　　　　　　　　　　　　　　　　　　　　丰　盛

重视生命带来的丰盛。

确实，我所谈的丰盛，并不只是让你在人间过得顺利、转变命运、出人头地，而是帮助你在内心找到一个出口，让你跟生命接轨，让生命带着你走。我也一再提醒大家——我们所想要的，生命自然会提供。

谈对称法则，我强调——外和内是相辅相成的。"外"或外在，指的是我们在人间可以看到、听到、体会到、想到的全部，也就是我们所有的经验。"内"，指的是内心，而不是我们可以看到或体会到的。

当然，你可能还记得，我会用"不同的意识轨道"来表达外和内的差异，而你也可以用相对、局限、无常来描述外在，用绝对、无限、永恒来表达内心。这么说，谈内心和外在，也只是在表达我们有不同的意识轨道。然而，这两个意识轨道并不是分离的，其实是随时重叠、随时相辅相成的。

我谈这么多，只是为你反映内心和外在的对称关系——你的内心，反映外在；你的外在，也反映内心。从我个人的角度来看，在生命每一个角落——无论内或外，我们都可以找到平衡、圆满和丰盛。这样的丰盛是一种完整的状态，不只是反映外在或内心。

然而，对称法则还有另外一个重点，就是——内心的力量，远远比外在更大。甚至，内心是随时包着外在，随时在延伸外在，随时在调整、调节外在。可以说，是内心带动外在（物质）。我过去才会说，心会走在前面，在我们的生命中是领导的地位。

其实，透过对称法则，我也在强调，如果你想影响外在，真正的重点并不是怎么去变更外在、期待外在，反而是随时把注意力带回到内心，随时承认内心才是自己真正的本性，随时臣服到内心。既然内心和本性是最根本、最不费力的状态，你也只能承担它、休息在它、定在它。

可能你还记得这张《神圣的你》的插图，我用地下的光来代表一体或内心的力量，而这个力量远比外在更大。右边的人，完全迷失在人间，无法和内心的力量接轨。我相信，这个画面对你并不陌生。我们认为人间是一切，陷入念头和烦恼时，也不过就像这样。然而，我们和内心接轨，会是在一种最轻松、舒服、自在的状态下，就像左边天真愉快的花草、小孩、人和狗。

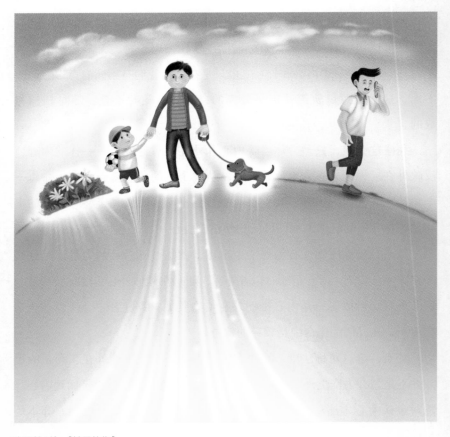

李研慧／绘 《神圣的你》

丰 盛

只有你和内心接轨，所相应的外在才可能达到共振，才可以跟整体同步。把注意力随时带回到内心，才可以不费力地回到当下。随时活在当下，你反而会突然发现没有什么好追求、没有什么要期待。甚至，你会问——还有什么值得去变更？

你自然能体会到，和内心宽广的无限相较之下，任何你在这个世界还可以要求、可以取得的，无论金钱、名声或地位，其实只是建立在一个相对而狭窄的层面。你得先把自己限制在一个狭窄的范围，用一种相对而狭窄的尺度，才体会得了它的特色。

如果你把注意力随时定在无限、永恒、完美的内心，这本身就是最大的丰盛。真正的丰盛，不只是你在人间期待的任何物质或价值。

有了这样的理解，渐渐地，你不会再认为人间有哪一种物质、经验、现象、事件还值得你去期待，去为它祷告，甚至去争取。毕竟，只要你还想争取任何物质层面的东西，你其实还在肯定相对、局限、无常的外在是真实的，而且还误以为它有永久的价值。

你会真正明白，回到内心，活在当下，也只是一种臣服的观念——只是一切都好，都完美，都刚刚好。不需要"你"的干涉，一切，老早刚刚好。

你本来就是丰盛。

当时，我在《神圣的你》中谈对称法则，真正想表达的其实就是这些。没想到，要透过"全部生命系列"那么多篇幅，我才可以和你一起走到这里。

尽管如此，我还是要再一次强调：这本书前面谈的心想事成、东方文化鼓励的行善积德，乃至于我过去讲的对称法则，在人间的范围确实有它的效果，而且可以改变一个人的命运。这种改变是你在人间可以体会到的，并且它的效果不是只在财富的层面。

其实，只要你愿意集中注意力，守住一个目标，随时感恩，样样的成就（包括表面上和财富不相关的领域，如体育、竞赛、艺术……）早晚都有显化的一天。这也是每个文化传统都会强调的。

当然，只要你亲自去实验这些方法，自然会明白，任何"心想事成"的练习，包括吸引力法则、成功法则、富足的科学，乃至后来各式各样的方法，都只是让我们在人间体会它的作用，还不足以让我们掌握全部生命真正的丰盛。

到这里，你或许逐渐明白，为什么我不在一开始就把这些观念讲得这么透彻。我会不断地分享这些方法，最主要的是让我们每一个人透过这些正向的方法和练习，为自己创造出一种神圣的空间。有了这样的空间，你才有余裕去追求"全部生命系列"所要谈的更深的层面、更大的领域。

毕竟你我每一个人的习气太重，样样都想抓、都想得。可以说，这个世界就是我们透过五官去捕捉起来的。接下来，我们又透过欲望，在脑海建立数不完的路径，方便自己随时重复过去所捕捉的经验和印象。正因如此，我们建立那么多制约和习气，而让自己脱不了身。

对外在价值的肯定和追求，就是我们这一生过去以来最大的制约。这个制约，甚至会让每一个人都耗费宝贵的生命能量，终其一生追逐一个最后是虚的现象。

既然如此，我当然要建立一个完整的阶梯，才能陪伴你一步一步地走到这里。换句话说，也就是透过一点一滴的"有"，我们一起滑到"在"。

倘若不是这么一步步地过渡到这里，我相信你可能根本读不懂，更不用说有耐心读到这里。

我过去也鼓励大家，包括你，先采用这些方法，至少让念头可以踩一个刹车，注意力可以集中，把人生做个简化，让人生的方向得到扭转。早晚，你会发现，这种改变只是暂时落在人间的表面。你如果想要真正彻底的转变，让生命得到脱胎换骨般的翻身，还需要进入更深的层面。

丰　盛

我之前透过《真原医》《重生：蜕变于呼吸间》《螺旋舞》《结构调整》《光之瑜伽》《好睡》，希望帮助你和每一个人找到健康，找回身心的平衡，然后再往心或灵性的层面去追求。写《静坐的科学、医学与心灵之旅》也是一样，希望帮助你得到头脑的净化与同步，让你接下来可以有一个基础，去进一步追求"什么是真实"这个真正重要的问题。

你会慢慢明白，我在这本书为你解释吸引力法则、成功法则、富足的科学、丰盛的练习，以及各式各样的方法，都是希望达到这个目的——将你种种的习气或状况做一个全新的整顿，让你的人生从表面看来的不顺利，转化成内心充满肯定和正向的顺利。接下来，你的生命自然会出现一点空间，让你可以追求人生更有意义的题目——充分了解什么是真实，什么是真正的丰盛，以及怎么活出它。

从"全部生命系列"和对称法则的角度来讲得更透彻一点，无论哪一种方法其实都没有矛盾。外在，本来就反映内心。内心，也反映外在。内外是两面一体，走到最后，外在也是心，内在也是心。一切，都是心。

既然一切都是心，你当然也就明白，其实不需要在意外在非要怎样不可。甚至，你根本不需要刻意去规划、去变更。如果你还觉得需要规划或变更，也只是反映了你还认为外在就是一切，还认为外在有绝对的重要性。

假如你彻底懂了外、内全部都是心，而且只有心，你自然会发现其实你本来已经是完整的，而老早已经活出丰盛，不见得一定要取得另外一个层面的丰盛。

我相信你已经体会到，走到这里，我所谈的和过去全部心想事成的方法所着重的已经彻底不同，这也就是我写这本书的目的。接下来，我希望将"全部生命系列"所定义的丰盛，再为你陆陆续续地展开。

10

只要可以提出来的法，其实都不完整

　　当然，尽管如此，你可能还是很热心，就像许多从《真原医》得到帮助的朋友，会认为既然有好的方法可以帮助我们改善人生的条件，为什么不去扩大推广？甚至，你可能会希望帮忙一起推广。毕竟，我们周围有那么多的朋友，正需要这方面的帮助。假如可以帮助大家彻底改善生活的条件，这不是很好吗？不也符合菩萨道的精神吗？

　　没有错，这种善意从人间的角度来看，当然是再合理不过。你只要仔细观察，自然会发现，其实人类几千几万年来的发展，也都是集中在这个层面，希望取得更好的生命条件。

　　你去体会历史的演变，也会发现人类所谓的文明，指的也就是在物质层面不断带来更大的方便。这些物质层面的转变，不只可以养活大多数的人，近几百年来，更是进一步透过科学和科技日新月异的发展，把人类的步调加快再加快。

　　到了现在，你我每个人随时都在一心多用，提高生活的效率。这种效率，是人类有史以来从未见过的高效率。让我们不光可以养活自己，还可以照顾周围的人。可以说，物质层面的发展已经变成全人类一个稳

丰　盛

定的指南针。而人类几乎不可能再退回到过去，也不可能转向别的方面。

当然，你会跟我说，正是物质层面那么大的发展，我们今天才有余力可以投入更深的层面。假如我们还停留在物质贫乏的时代，或许只能把自己全部的精力放在最基本的生存上，根本不可能有时间和心力来做更深层面的追求。你会认为，是这些物质所带来的方便，让我们达到一定程度的生活水平，才让我们有空间可以投入内心。

其实，你只要回想就会发现，我过去透过《真原医》《静坐的科学、医学与心灵之旅》乃至于"全部生命系列"的作品，也在扮演这个角色。我一步步慢慢来，就好像哄着小孩子一样，先让你得到身心的均衡，让头脑可以安定、集中、同步。接下来，一点一滴，让你我有一个真实可以追求。是这样，我们一起走到这里。

不光如此，我自己从小也采用这些心想事成的方法来面对人生的目标。当时，我根本不知道有这些法则，只是自己延伸出一些规则，发现它很好用——让我可以顺利完成许多目标。接下来，我自然发现，虽然这些方法很好用，但是还是在延续我自己的无明。换句话说，透过这些方法，我无形中还在强化自己的个体性，还随时认为自己和周围是隔离的，还需要努力完成那么多目标，去追求一些相对的目标。

从别人的角度来看，可能认为我延伸出来的这些方法已经有很好的效果，也符合一套完整的系统，但我自己反倒不认为它够全面。或者说，无论是我个人自己的方法或我后来才知道的心想事成的方法，从整体的角度来看，还是有些不足，甚至有严重的漏洞。是这样，我才觉得有必要做妥当的澄清，不希望任何人再走一次冤枉路。

举例来说，你一定还记得，华特斯在《富足的科学》中主张要用创造心态取代竞争心态。这一点，他的看法确实比同代的其他作家都深刻。他提出创造心态的观念，至少已经让我们的头脑转到更深的层面，产生更少的二元对立、更少的摩擦。不管怎样，主张创造心态，也就是认为我们应该守住一种没有对立的成长的状态。然而，一有这种主张，其实还是免不了让我们在头脑运作的层面不断地产生比较和对照，一样还是对立的。

你仔细想想，如果你自己真正处于创造心态，而创造本来就是你的本质，那么，你还会有创造心态和竞争心态的区别吗？甚至，即使你短暂回到竞争心态或其他状态，真的能对创造心态造成什么矛盾吗？

你多少也可能意识得到，如果你真正在创造心态，其实连什么叫做成功、创造、富足都讲不出来。你也会明白追求这些，本身还只是在肯定这一生的相对、局限和无常。而且，更根本的矛盾在于，无论你追求的是什么，光是追求本身就带出一种隔离或阻碍，反而让你没办法真正跟"无色无形的聪明"接轨。

当然，从整体更广的角度来看，各种心想事成的方法，还是可以为你带来一种信心，让人生做一个整顿，将你的注意力集中。这些方法等于是为你争取时间，让你可以把身心安定下来，进一步将生命的价值摆到另一个层面。

你或许还记得，我不断地强调，在我们个人生命演化的过程中，样样都是刚刚好，都刚好是我们那个阶段需要的。种种心想事成的方法，只是这样，本身其实没有什么正确或不正确可谈。

尽管如此，我还是想把你当作比较成熟的修行者，不希望看到你认真地把人间的成就当成最终的追求。你只要仔细观察周围，自然会发现很难找到谁在人间真的可以称得上完全幸福圆满。从财富、地位、名气，乃至于生存最基本的条件，拥有再多，只会需要更多。更别说几乎不会有人想去反省，为了满足生存，其实根本不需要累积那么多物质。追求，是一条永远走不完的长路。

而且，你早晚会发现，所有心想事成的方法，无论再有深度，能带来多大的成就，它的效果只是暂时的，不可能为你累积出任何可以称为永恒的东西。

其实，你也老早知道，在人间，有生，一定会有死。成长，接下来一定要面对衰退。换句话说，你唯一有把握的道理，就是成长和衰退是自然的循环。可以说，"样样都是无常"才是你在人间不可能推翻的法则。

你也愈来愈明白，在人间可以体验到的种种，确实就如同吸引力法则所强调的，是透过头脑组合的。但是，从"全部生命"的角度来看，念相和念头，跟你可以体会到的一切都一样是头脑的东西，并没有一个独立的存在或真实的本质可谈，当然也不是一个比较真实、比较高阶的存在。

既然如此，如果要你投入所有的注意力去改变头脑的东西——不管是为了扭转命运，还是为了完成眼前的目标，不光效果只是暂时的、不可能持久的，甚至，还是根本不必要的。

认为人间的现象值得追求，而还要用各种心想事成的方法去达成——这种做法用我过去的语言来说，就好像你非要把这个虚构的世界看成真的不可。不只如此，接下来，你还要认真地在其中做一个虚幻的变更，带给自己新的虚构的境界，来取代表面看来不理想的虚拟的状态。正因如此，无论你怎么做，还是在继续延伸这个虚的人生。

你看，这些话还会不会对你造成矛盾？还是你读到这里，已经可以接受了呢？

假如完全可以接受，但愿你不要因为人间的丰盛是无常的而失望。我会写"丰盛"这个主题，也就是因为真有一种状态叫做丰盛。但是，这种丰盛是每一个人，包括你，本来就有的本质。这种丰盛是追求不来的。丰盛，就像爱、宁静、欢喜、解脱，只是你本性流露的特质，不是你用任何费力或练习可以取得的，也不需要你费力或练习去取得。

有意思的是，真正的丰盛，就像我过去所讲的真实——只要费力，反而得不到。它本身是一种自然不费力的状态，你透过努力或费力反而把它限制了。最多，你只能活出真实，因为你本身就是真实。

我之前会这么比喻，本来你在找真实、找丰盛，这种找法，就像一只狗自己在跟自己绕圈圈。它只看到一截尾巴，以为那是自己之外的狗，也就想去追。没想到，它根本追不到。它愈转愈糊涂，再怎么追，也永远不会发现那就是自己。

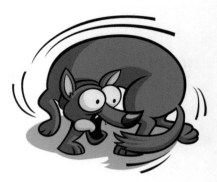

但是，它只要停下来，反而会突然体会到自己原来就是它。它想找的狗，也就找到了。找到了，它才发现，原来自己并不是透过"找"可以体会到的。它最多只能承担自己、当自己、活出自己。

你跟着"全部生命系列"一路走到这里，不断地听我说真实是取不来、追求不到的。现在，这个比喻对你是不是反而突然活了起来？是不是完全符合你对"全部生命"的理解？

话说回来，我前面跟你说："不要因为人间的丰盛只是无常的而失望，其实你本身就是真正的丰盛。"我真正要表达的是，假如你可以点点滴滴活出"全部生命系列"所谈的，你的命运老早已经扭转。然而，命运已经转变的你，和当初还在追求扭转命运的你，早已是两个不同的人。

假如能够真正领悟到这些，你这一生的所有矛盾，也自然跟着消失。

只有这样，你才会发现，过去在找的一切，你老早已经得到。而人间没有任何力量可以把它挡住，或把它带走。

这时候，我希望你老实问自己——这种状态，值得不值得去追求？

当然，我相信你马上会发现，连这么问都制造出一个矛盾。因为，你已经明白，它是追求不来的。

丰　盛

11

可以透过对称法则心想事成吗？

　　确实，站在"全部生命"的角度，人间种种心想事成的方法，无论是吸引力法则、成功法则还是富足的科学，其实都不够完整。有了这样的认识，你自然会想问——那么，对称法则呢？

　　你会这么问，大概已经发现：其实，就连对称法则，也并不全面。

　　怎么说？你仔细观察就会发现，谈对称法则，本身还是站在"有"的层面，试着想去谈绝对。绝对，是我们每一个人的本质，它才是我透过"全部生命系列"真正想表达的。从这个角度来看，对称法则当然只能算是一种过渡或初步的观念。

　　尽管如此，我透过对称法则还是谈到了一些重点，而这些重点确实不同于各种心想事成的法则。我在这里，想针对这些不同点，为你再一次汇总。

　　首先，对称法则不光在讲有外在，也有内心。它也强调内心才是站在优先、资深的领导与带动的角色——是内心，才可以影响到外在。然而，对称法则也提到——站在外在，一切都要受到因—果的作用。

　　这一点，你之前或许没有留意到。

如果你还记得，我在《头脑的东西》中也谈过，因—果和头脑是分不开的，可以说是同一枚钱币的不同面。你之前可能把这句话当作理论，也就让它过去了。然而，你只要仔细想，就会发现这句话的严重性。其实，换句话说，因—果就是你的头脑；你的头脑就是因—果。

你头脑的机制完全离不开因—果，也离不开二元对立。当然，这句话对你现在可能还是理论。然而，你只要观察就会发现，你眼前的这个世界正是透过二元对立的联结，仿佛有了头尾、有了先后、有了左右、有了上下、有了内外。假如没有二元对立，对你来说，其实没有世界可谈。

你也可以这么说，二元对立只是强化因—果。换句话说，因—果和二元对立两者就是同一件事。没有二元对立，也不会有因—果，更不用讲还可以建立什么联结或逻辑。

你大概没有意识到，一般所谓的逻辑，也只是落在三度空间，再加上一维的时间来运作。任何二元对立的比较，最多还是限制在我们体会得到的时—空。我们所谓的人类的聪明，也只是数不清的聪明中的一种。对整体而言，并没有什么绝对的代表性。

我之前在《落在地球》中提到，所谓"人类的特质"都还是限制、还是制约，到最后都要脱落。然而，你大概没有想到，就连最基本的所谓"意识"或"众生性"（quality of sentient being，让我们称得上是众生的基本性质）一样还是落在一个相当狭窄的范围。

最不可思议的是，透过二元对立或是某一种逻辑系统，就在这个相当狭窄的意识或众生性的层面上，可以延伸出数不完的其他可能形式。我们不用谈到宇宙那么大的范围，光是你脚下的这个地球，都有着数不清的生命形式，只是你我透过五官体会不到。

在这样的平台，你在这个人间所可以体会的一切，包括失落、丰盛，都是透过头脑的东西、念头、念相而来。但是，念头再怎么能够组合和

丰 盛

延伸一切，还是要符合业力的机制。

我在《神圣的你》中用这张图上方横向的箭头表示我们认为每件事都会有一个因—果的关系。这样的"因—果法则"，在有时—空的人间，是永远存在的。

有时候，我们以为"因—果"被打破了，不过是生命的内在透过对称法则不断涌出来，好像有了外在的变化。再加上我们的注意力总是放在外在，无法体会到内在的运行，也就误以为跨过了"因—果法则"。其实，并不是。

你也可能还记得我在《时间的陷阱》中谈过，业力是多层面各种条件的组合，就像从各个方向同时冲过来的球，不是我们可以体会到的过去或现在发生的。它的复杂性远远比头脑可以掌控的线性先后范围更广。

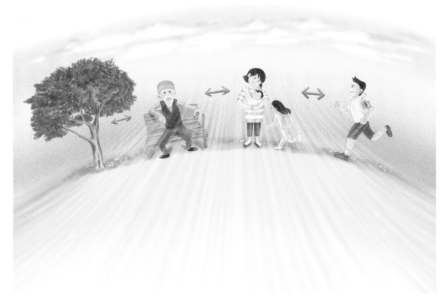

李研慧 / 绘　《神圣的你》

可以透过对称法则心想事成吗？

其实，你这一生的业力也是如此，是我们所有行为、意念、动力的总和。所谓的"总和"指的不光是这一生，还是数不完的生生世世累积下来的动力。这些动力的总和，非要透过这一生转化出来——包括人间所谓丰盛或不丰盛的一切。

在这里，我想用另一个对你可能比较新鲜的方式来描述。如果把业力当作"账"（确实一般人也有偿还业力的想法，就好像业力是一笔债务一样），我可以试着来比喻业力的计算方式。

如果我们把业力比喻成储存在某个地方的行为、意念和动力的总和，那么，我可以进一步借用库存管理的比喻来说明。你进到一个仓库，自然会发现里头有许多不同的货物，有的已经在仓库待了很久，有些才刚进来。接下来，如果你想知道这个仓库里的存货从整体来看已经搁置了多久，该多快将它清空，那么，你必须先知道每个货物各是多久的存货，再把每个货物的库存时间代进去，得出所有货物的加权平均，才可以知道整体库存已经摆了多久。

讲到因—果业力也是如此，就好像有一个整体的会计系统，把你点点滴滴的动力或是累积的能量和意念算出一个加权平均，从这个加权平均自然排列业力转出来的顺序。它计算的范围不只是这一生的业力，也不只是从你主动延伸出来的业力，还包括你作为一个接受者的反弹和动力。这些动力都会算进这个意念的能量表或意识表，而计算出来的结果也就在这一生点点滴滴反映出来。

过去，你可能以为有一个神明在主导自己这一生的命运，于是一遇到不顺，自然想去求神。然而，透过这里的说明，你可能才明白，这一生的命运只是透过头脑虚构的架构，不断地累积、延伸出来的。

尽管是虚构，但我过去也提过，在这个"有"的层面，业力转出来的扭力，其实比我们肉体的力量更大，甚至就像水库泄洪，是任何人不可能挡得住的。它本身所带有的巨大能量差，就是非完成它自己不可。正是这样，我之前才会谈"注定论"（determinism，包括在《时间的陷阱》中谈的"科学注定论"）——我们在外在所看到、体会到的，其实一切都是注定的。

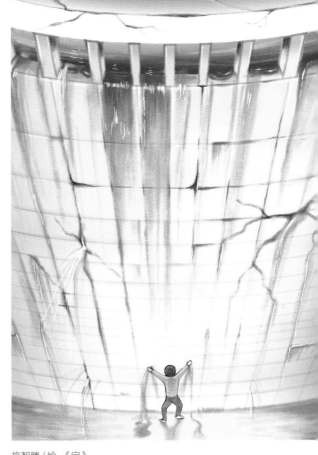

施智腾/绘 《定》

甚至，从更大的整体来看，你认为真的有的自由意志，其实是不存在的。所谓的自由意志，也就是你认为自己可以做什么、想什么、说什么、期待什么、体会什么、否定什么或承认什么。这样的自由意志，依然是透过头脑去延伸、组合的。它的架构还是虚构的，完全落在头脑的范围内。正是这样，我才会说自由意志不存在，并不值得你去追求、去声明、去主张。

既然一切都是头脑的运作，从整体来看根本不存在，而你也没有自由意志可谈，那么，根本没有什么变化（包括命运的转变）是值得去追求的。

只是，对于还活在头脑中的你，我还需要不断地提醒：无论你这一生的业力怎么展开，无论你遇到怎样的困难或失落——这一切，也只能说是刚刚好。

刚刚好的意思是，这一切，不是谁的错，也不是神明或老天爷在惩罚你，更不是你自己有什么错。这一切，只是点点滴滴的意念与能量的总和。对这一切，没有谁，甚至没有一个自己需要去责备。说到底，就连"谁"都一样是头脑的东西，其实不存在。那么，还有"谁"可以被责备、被怪罪？甚至，罪又是什么？

　　既然一切头脑的东西都不存在，甚至连你的自由意志也不存在，那么，你如果还要用一个虚的机制（如心想事成的方法）来改变任何现象、任何事件，能得到的，最多也只是一种暂时的结果。只要你退后几步，从更长远的角度来看，就会发现，再怎么改变也不可能永恒。你所追求的目标、得到的变化，在整体还是一样要受因—果法则的影响。

　　尽管已经走到这里，你可能还是想再做最后一点挣扎，认为如果是透过对称法则的原理，一切从内心出发，是不是可以得到永恒的结果呢？

　　其实，我在对称法则所强调的内心，是"绝对"的另一种表达，本来也就是永恒的层面。对于永恒的绝对，外在，根本不存在。是你、是我还想勉强要有个什么可以和内心相提并论，才需要去谈一个外在。在这个层面，你再怎么去讲外在或认为有外在，其实称不上是内心、绝对、永恒的对等。

　　我过去才会说，你我唯一有的真正的自由，只是不断地回到内心或是一体。你只有让意识随时住在一体、定在一体，才会发现自己本来就是自由的。到时候，你才会明白你过去所强调、所追求的自由，是经过扭曲的一种观念——是把整体带到一个小角落，并在这个小角落里想声明自己的自由。

　　内心，其实是全部、是一切，没有任何尺度可以衡量它。甚至，什么是内心、什么是外在，这种分别在整体其实没有意义。讲得更透彻一点，内心也是它，外在也是它，任何地方都是它。

丰　盛

别忘了，它不是用人类头脑所建立的业力机制可以描述。它，是你我透过头脑不可能理解的。你如果想透过头脑去理解，最多也只是用头脑和头脑延伸的语言想把它框架起来。别忘了，一个本来完整的整体，只要一塞进某一种框架，都不可能得到完整的表达。你再怎么努力说明，对它也没有一点代表性。

你看，这是不是很有意思？你可能没想到，从整体的角度来看，连对称法则的前提、所讨论的范围竟然都是错的。

过去，我会谈对称法则，只是对外在的业力法则做一个参照和补充。换句话说，在没有语言可以表达的情况下，我还勉强想用一个不完整的语言，来表达一个不完整的画面。

你现在回头看，自然会发现，"全部生命系列"所强调的，其实也就是这么简单——只有一体，只有绝对，只有心。但是，你可能还会认为这就是那么难，而且认为是透过我们的理性和逻辑绝对不可能懂的。

确实如此，本来就是不可能懂的。你想想，想去"懂"的体系或机制，本身还是人间的观念。再怎么"懂"，它本身还是在束缚我们、制约我们。

让我再换个方式表达——懂或不懂，本身还在建立主体和客体的关系。

一提到主体和客体，你应该知道，它还是落在小我运作的范围。也就是说，是小我，想坚持自己懂或不懂。也只是小我，才想改变命运，想得到物质所带来的方便，想延伸自己所认定的生命，而接下来不断地强化自己的独立性。讲得透彻一点，就是小我还在追求人间认为的丰盛，是小我想要致富、想要有名气、想要有地位，是小我把一切看成颠倒的。

我这里讲的颠倒，指的是跟真实不符合。

你看，我这么讲，会不会讲得太快，还是你勉强可以跟得上，甚至可以和这些话、跟我达到共振。

12

有没有一个共同点？

你读到这里，不晓得是怎样的心情？是失望，还是感觉到一种欢喜？

无论是失望或欢喜，理由可能都是同一个——这里所讲的一切，跟你这一生所学到的、体会到的，可能都是颠倒的。

当然，我用这么多篇幅来谈这些方法，你自然会想知道，无论是西方的"心想事成"还是东方的行善改命，或者这本书谈的丰盛的练习，这些方法和"全部生命"的重点究竟有没有共同之处？能不能和"全部生命系列"一样地应用在你个人的生活中？

我在这里，想试着用另一个方法来分享。

你只要仔细思考前面提到的各种法则，无论是心想事成的方法，还是东方流传上千年的行善积德、转变命运，或这本书谈的丰盛的练习，你一定会注意到——首先，它们都强调一个重点，这个重点就是身心合一。

无论是东方或西方所推荐的方法，都只是让你把注意力摆在眼前或心中的目标，让自己完全投入这个目标，而达到合一。当然，西方人的诠释，会教你把致富当作心中的目标。我在前面也提过，这本身就反映了西方以物质为主的思想，是一种"唯物"的文化。

丰　盛

然而，即使只落在物质的层面，你也应该知道，这个心中的目标不局限于致富，可以是人间的任何项目，例如事业、学业、研究、发明、艺术表现、亲子关系、身心健康、哲学探讨、修行……各种领域的成就。

就我个人而言，无论东方或西方的方法，关键不在于要你把注意力摆在哪一种"目标"上，真正的重点反而是"过程"，也就是你怎么将注意力集中，让身心合一的过程。我前面也提过，这样的过程，和静坐的原理其实是相通的。

不晓得你记不记得，我在《静坐的科学、医学与心灵之旅》中已经提到，无论有多少静坐的法门，都可以用两个大原则来概括：一是专注（止），一是观察（观）。两者是两面一体。不同静坐方法的差异，在于止和观的比例不同。有些偏重专注，有些偏重观察。

一般所谈的止或专注，是让你将注意力摆在一个很小、很具体的点上；而观或观察，虽然也是让你从一个点出发，但到最后，观察会扩散到每一个点上，就好像让注意力到处都在，又到处都不在。

你读到这里，可能已经发现——透过专注，自然可以走到观察；从观察出发，自然也可以走到专注。这两种方法都可以帮你集中注意力，让注意力达到同步。这种同步，我过去也用"共振"来表达，就好像让所有的波动完全重叠，完全同步。

你可能还记得下面这张图，其实，共振的现象只是它所表达的——本来杂乱的脑波（我们随时在动的思考和散漫的注意力），突然变得像激光的波动一样地整齐、一样地同步，带来不可思议的大能量。

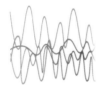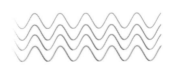

施智腾/绘 《我：弄错身份的个案》

既然之前提过静坐的方法，为什么我还要在这里再强调一次？我想，你大概也猜到了，真正重要的，不是让你的意识去守住哪一个点，或要你肯定守住的点有什么特殊的地位。真正的重点，其实是这个合一的机制。

　　正是这样，我过去才会一再地采用数呼吸的静坐方法，让你的意识守住呼吸。守住呼吸，也就是在你静坐时，将呼吸作为注意力所专注的客体。呼吸本身有一种重复的规律，相当单纯，可以让你很容易集中在上面。练习下去，你不知不觉注意力完全集中，也就自然得到身心合一。

　　身心合一的过程，也就打破你原本念头和思考的方法。你透过这种注意力，已经和目标合一，自然可以回到我之前所谈的"大我"。大我，其实就是我们在人间可以找到的最源头的主体。或者，让我换一个方式表达，就是小我或"我"的背后一个更大、更基本的主体。

　　这个在人间最基本的主体，和小我或"我"不一样。它不需要产生一个客体才体会得到自己的存在。可以说，这个最基本的主体或大我，不是你透过理解、追求、得到、捕捉可以去领悟到的。如果你还想去领悟它，那么，你能"做"的，最多只是活出它。

　　它和任何客体不相关，或者说，它的存在和任何主体和客体的联结没有关系。而且，它是在我们相对意识的最上游。这个最上游的大我，是我们透过头脑不可能跨过去的，也可以说是头脑的出发点或原点。我过去也透过"全部生命系列"不断地强调，所有的修行方法，走到最后，无论是参或臣服，都是把头脑的专注或观察落回到这个原点。

　　说到底，任何让身心合一的方法，包括静坐，包括这本书前面所谈的守住、投入一个明确的目标，对你而言，真正重要的不是过程中五花八门的现象和变化，真正有用的关键是透过这些方法，不断把你带回原点。你用这些心想事成的方法，让自己不断地守住心中的目标，彻底地守住。到头来，你只是透过合一，不断地让自己回到这个人间最源头的主体。

丰　盛

有意思的是，如果你一再地回到心中的目标，透过合一，落到最源头的主体，停留在大我，那么，你反而发现欲望好像消失了。本来你心里还总想得到什么，突然之间，这种动力竟然老早消失了。反过来，你偶尔没守住这个目标，头脑又开始运作，小我又冒出头来，这个想得到什么的动力才又浮出来。尽管欲望又浮了出来，你也应该知道——你只需要透过这些练习，再一次回到这个原点，一到原点，这股追求的劲或动力又自己消失了。

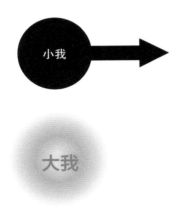

《我：弄错身份的个案》

　　这种方法本身所包含的悖论，对我而言，很有意思。我也很惊讶，过去的人从来没有分析出里头的奥妙，反而把心力集中在分析一个人的作为和目标之间的关系。他们不断地教人去追求心想事成，却不知道，一个人真正在这种状态时，其实没有目标可谈，也不可能有什么追求。

　　有趣的是，大我——这个最根源的主体，虽然没有和任何东西建立主体和客体的联结，但它本身好像就是一种聪明，而且还是一种无所不知的无限大的聪明。就好像你的潜意识自然知道自己该去想什么、该得到什么、该做什么。对有些人来说，确实是该致富、该有名、该成功、该完成眼前的目标。但是，对某些人可能不适合或不该轮到（也许你会觉得自己就是如此），就好像这种更大的聪明对你自有另一种安排，只是这种安排不见得符合你原本设定的目标。

这种时候，你只能借用信仰的力量——正向，正向到底，相信一切的安排都是刚刚好。表面上，你得不到，你失败了。其实，在整体来看，对你是刚刚好，是符合更深层面、更大的蓝图。然而，你透过头脑是无法理解这个蓝图的，只有透过臣服或信仰来面对。

透过信仰、正向，你会一再地回到目标，守住目标，甚至和目标合一。你也只会在不知不觉中，随时回到相对意识的原点。你一回到原点，也只可能正向，只可能诚恳。诚恳和正向，只是你本性的流露。

你会明白生命还有个更大的蓝图，而你这一生的目标就是和这个蓝图合一。这么走下去，你到后来只会感恩——感恩这一生有这样的机会，终于可以完成这趟旅程。

你看，我这么讲，是不是又把吸引力法则、成功法则、富足的科学、服务、行善积德、静坐、丰盛的练习等各种方法，用另一个角度重新做了一次说明。我相信你可能已经体会到，这样的说明其实和过去的说法没有一点矛盾，只是透过"全部生命"的角度来重新解释。

反过来，你在这人间，无论是不是用这些心想事成的方法去追求一个目标，其实也只是刚刚好。毕竟，每一个人的成熟度不同。无论你活出哪一个层面，可能就是刚刚好你所需要的。

正是这样，我会和许多朋友分享我个人体会到的一些好的方法（例如集中注意力、正向、诚恳、感恩、坚持、和谐），引导他们去投入一些好事当作目标，让他们体会什么叫做身心合一。

如果你能够集中注意力，守住眼前、心中一个善意的目标，其实已经在做服务瑜伽。你如果完全投入，和所做的服务合一，不知不觉你已经在体会臣服和同步。就这样，身心同步了，你也就会想把注意力落到更深、更大的层面——不光想知道什么是真正的丰盛，还可能想知道世界、自己、现实是怎么组成的。

你看，从这个角度来说，这些心想事成的方法其实没有带来一点矛盾，甚至可以是你成长的过程中一个很好的工具，只是看你怎么使用。

正是这样，我过去才会推广各种表面看来不相关的方法。举例来说，我透过许多学校和单位来鼓励感恩创作、举办感恩日。下面这张图，是2002年感恩创作的得奖作品，表达守住心中的美和善意。此外，我也在各地大规模地推广读经，教小孩子如何集中注意力，甚至用"培养天才儿童最好的方法"这样的口号来推广。

当然，我也会一再地提醒大家，从我的角度来看，所有的孩子生来都是天才，只可惜被人类的文明和不完整的教育遮住了。我用天才的观

梁朝凯／绘 《全部的你》

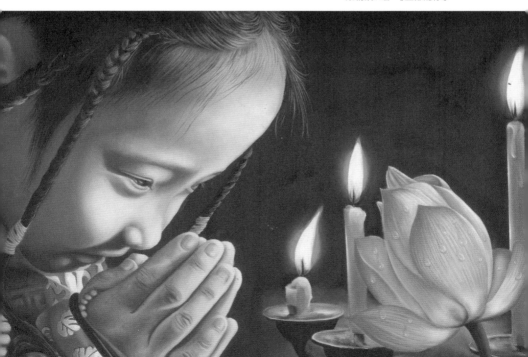

念来提醒大家，要表达的是——其实每个人都有一个领域是他可以充分发挥的。

你可能也注意到，虽然在探讨这些心想事成的方法时，我难免要提到这些作家所重视的财富、名誉、地位这些目标，但我过去从来不特别强调这些。毕竟，这些对我根本不算是人生真正的重点。

如果真的有一个目标好谈、好守住，对我来说，真正的目标只是回到原点，而且是不断地回到原点——先找到自己是谁，把自己同时交给更大的聪明。你会发现，这么做就是反过来让更大的聪明带着我们走——走一条最恰当、最适合的路。

走下去，你早晚会发现，其实你真正的身份就是心，而心本身又是这个最高的聪明。心，是源头的源头，是你没办法用语言去描述的。只要一用语言去表达，已经跟它不符合了。再怎么表达，也只是你非要用相对去勉强解释绝对。

心，不光是你没办法表达出来的，甚至是你"想"不出来的。可能对你最难懂的是，你连体验都体验不到。想想，你能怎么体验心？

正是这样，我才会说，你最多只能活出心。

最有意思的是，如果你真正从心里听懂或踏踏实实采用这里的诠释，就会发现自己已经可以找出一条路。

尽管在短期内，你可能会在工作或家庭方面遭遇很大的变故，也可能面临大到让人难以忍受的失落。但是，你只要坚持下去，自然会发现心里开始平静起来，而且，在这个人间，也就跟着顺起来。你该完成的，会顺利地完成；不该完成的，心会带着你避开。

你只要再继续走下去，自然会发现原来过去认定的目标很幼稚、很单一，并不能够反映心中更深层面的蓝图。

尽管如此，我还是会提醒你——面对自己的变化或不变化，不要做

丰　盛

太多分析。如果你心中还有一些想完成的目标，那也没有事。你只是继续走下去，到最后你可能完成，也可能没有完成。从整体来看，这都不重要，也没有什么矛盾。

你只要继续走下去，遇到什么困难自然会知道要怎么克服。然而，这种克服不是经过你的思考，而是透过你的点点滴滴——每一个瞬间，你该做什么，就做什么，而你所做的，都是刚刚好。

这样一来，眼前再大的挑战或难关，你都可以克服。无论完成或不完成什么目标，你也会发现都可以放过。本来你会认定某件事多么重要，但现在你只是对一切充满感恩，知道它本身只是过去生生世世透过各种条件组合起来的果，对你、对真实并没有什么代表性。

到这里，你可能发现自己竟然轻松起来了，心里再也没有什么负担。或许从经济、从生活各式各样的角度来看，其他人还在为你操心，但是，对你来说，这些操心都不存在。你老早就知道，你需要什么，自然会出现什么——其实，是你自然显化出什么。但是你心里明白，显化的人不是"你"，而是更大的聪明。事实是这个聪明带着你走，不是你带着生命走。

这时候，你或许会想起耶稣曾经用五个饼、两条鱼喂饱几千人的故事，或摩西领着众人分开红海的奇迹。你会发现，这些其实一点都不夸大。尽管你不需要期待那么大的奇迹，你仍然充满信仰，心里明白自己需要什么，生命自然会提供。你过去的忧心和顾虑，老早就没有了。

你知道，活在这个人间，需要的其实不多。你完全可以做一个朴实、普通的人，将自己的需要减到最低。无论到哪里，那都可以是你的家，你自然把那里当作刚刚好该去的地方。无论做什么，眼前所做的，自然是刚刚好你该做的。

这么一来，你过去的矛盾和纠结可能也跟着完全消失了。你说，这样是不是才是真正的丰盛？

13

难道头脑有那么大的力量？

前面已经提过，头脑和念头的作用再大，心想事成的练习效果一样是短暂的，是无常的。但是，光是说念头的作用，可能还是会让你觉得相当不可思议——头脑，真有那么大的力量可以转变物质？这个现象，是不是在说念头是人间最基本的组成，而且我们可以透过念头的力量去转变一切？

当然，你可能更想知道，透过念头的力量，是不是可以让你在人间的这一生顺利起来。哪怕人生只是一场梦，你可能还是希望可以在这个梦中得到尊重，得到爱，得到一切你认为自己缺少的东西。甚至，你可能希望在这个梦中得到开悟，得到醒觉。

当然，你只要去找，就会找出许多实例，一个人用了心想事成的方法来达到个人物质的要求。但同时，你也可以找出许多实例，证明心想事成是无效的。

然而，从华特斯的角度来看，他会认为所谓的无效，只是你对这个方法没有信心，没有彻底活出心想事成的道理。其实，他这么讲多多少少是对的。耶稣也说过："是因你们的信心小。我实在告诉你们，你们

丰 盛

若有信心，像一粒芥菜种，就是对这座山说：你从这边挪到那边，它也必挪去；并且你们没有一件不能做的事了。"（《马太福音》17 章 20 节）。

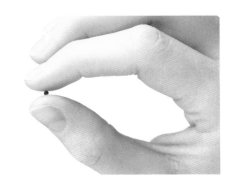

不过，信心或信仰并不是靠你"想"出来的。

我自己从很小的时候开始，就会把注意力集中在眼前的目标，点点滴滴守住每一个瞬间进行下去，从来不会刻意去规划或操心。然而，这么做，我发现样样反而都可以完成。任何阻碍，都不会是多大的限制。

记得很早开始，我就懂得什么是集体的聪明，随时用一种正向启发的方式跟其他人互动。我发现，这种集体的聪明、集体的力量，比我个人的力量更大。

当时，我没有想过所谓的信仰。或许，对我来说，一再回到每一个瞬间，本身就是最大的信仰。当然，你现在或许也体会到，就连信仰或不信仰的念头都没有产生，这才是最大的信仰。

尽管如此，我在这里还是必须说实话，就连华特斯所讲的有显化能力的念头，本身还是物质，并没有比物质更优越、更优先。你想想，是你先认定有一个独立的身心，才从这个身心延伸出来的念头。这样来的念头，当然离不开你头脑延伸的因—果机制，一样会来，也会走；会生，也会死。从这一点来看，念头本身跟比较下游、比较粗重的物质其实并没有什么不同。

所以，如果你要强调念头可以转变物质，认为你凭着念头就可以转变这一生，那么我要提醒你，说这种话要非常小心。念头，一样要受因—果的作用，它本身并不是可以独立发挥作用的存在。

你已经知道，因—果在你虚构的人生剧本里是一个很重要的角色。这样一来，认为凭着念头就可以改变物质，这种话其实不正确。它和它所要改变的物质一样，都是物质，最多只是和物质相辅相成的，都要受因—果的作用。从我的角度来看，它等同于物质。这一点，你完全可以自己去验证。

你如果把念头集中，守住某一个目标，并希望让目标实现，这本身一样离不开人间的剧本，一样是无常的。你会发现，有时候，心想事会成；有时候，心想，事不会成。然而，这里的心，讲的还是念头，是头脑。

其实，念头和物质两个都在真实的下游，是在意识里"有"的层面，都一样要受因—果的作用。只要还受到因—果的作用，从整体而言，它不会有任何永恒的价值，不可能发挥任何关键的作用。最多只能算是无止境的幻觉中的一个，无止境的可能性的其中一种。

正是这样，我才会在《清醒地睡》中提到，"有"的层面连全部的万亿分之一都不到。只是因为你还认为肉体是真实的，才非要守住这不到万亿分之一的一小部分，还把这一小部分当作是全部，好像可以错过真实。

你可能也记得，华特斯强调过有一种无色无形的聪明、最高的聪明，可以帮助你完成人生的目标。这种聪明，就是在任何念头前还有一个无色无形的力量或聪明。你当然会联想到，这样的聪明应该就是过去我在"全部生命系列"所谈的智慧、心、在、绝对。

但是，真正的无色无形的聪明，跟你在人间想得到的目标和丰盛这两者之间的关系，和华特斯所讲的刚好是颠倒的。

其实，并不是让无色无形的聪明来完成你眼前的目标或东西。真要说到底，华特斯所强调的无色无形的聪明，还不是"全部生命系列"所谈的无色无形，而只是透过头脑和念头延伸出来的一种作用。

丰　盛

真正无色无形的层面，是心，是绝对。

心，只有心。你找不到什么，可以和它相提并论。心，不计较。心，不在意你想不想要丰盛，也不在意你有没有目标想完成。更不用讲，心不会重视丰盛这种观念带来的目标。心连一句话、一点想法都没有，也懒得有什么想法。看法和想法，是你我透过肉体才有的。任何看法、想法，都有主观性，是站在"身心是真的存在"的错觉里才有的。

到这里，你应该已经想到，透过心、透过绝对来为你取得成就，不只是不可能，而且根本就是两个不相关的轨道。

华特斯认为可以和无色无形的聪明接轨，还认为可以让无色无形的聪明帮你完成在人间丰盛的目标。如果你把他讲的无色无形的聪明当作是绝对，那么，他所讲的这种接轨还是认为——透过这个肉体和念头的相对（也许是一个摩擦比较小的相对），可以让你去勾住绝对，还可以把绝对拉进相对的范围，来完成相对的头脑和念头所下的指令。这种想法，不光可笑，根本是不可能的。

虽然华特斯把自己的一套观念称为是科学，但从我个人的角度来说，这顶多是不存在、不通的科学。它过不了最基本的数学、物理、科学的检验，也不是你可以随时重现的。

唯一让你可以和绝对接轨的方法，就是我透过好多作品（包括《我：弄错身份的个案》）所强调的机制——把自己（小我、全部的念头）摆在相对意识的最源头（大我或最源头的主体），轻松不费力地主宰它。如果你时时在臣服的状态，随时活出心，那么接下来，绝对或心自然会不知不觉把你完全融化。

其实，就连说不知不觉融化也只是一个勉强的比喻。别忘了，相对本来就不存在，最多只是一个暂时的幻觉，本来也不需要被融化。如果不是因为相对本来就不存在，绝对也不可能浮得出来。

难道头脑有那么大的力量？

假如真有个具体的东西叫相对，那么，即使绝对可以吞掉它，也只会是一个费力的事情。

如果相对是真实的存在，那么，你也只能一再回到人间这道谜题的起点，而没有脱身的可能。

其实，就是因为相对、小我、世界、人间、身心不存在，而且是彻底不存在，这个不存在是你、是我都可以重现、可以验证的，我才有那么大的把握，强调每一个人早晚都会活出全部的生命。

在这里，我还要再为你强调一个很重要的观念——虽然真正的无色无形的聪明是绝对，而绝对根本不在意你想什么或做什么，但是，假如你可以把全部的自己交出来，那么它对你还是会有一个最妥当的安排。

你本来就是它的一部分，是它自己。它当然也会来疼你，来保护你，会考虑你多生多世以来的旅程和蓝图，接下来给你一个妥当的安排，为你安排一条最稳当的路，让你继续走下去。

在这一路上，它会不断给你恩典，不断跟你说悄悄话，为你打气，给你加持，同时带来修正，为你省去数不完的冤枉路。跟这个源头接轨，本身就成为你最大的福报，也是最高的丰盛。

其实，这种安排也是把你带回到自己。我过去也说过，是一体伸出无限的手，把你带回到你自己。这个回到自己的力量，是宇宙最大的力量。然而，我在这里还要再一次强调事实——除了自己，没有其他的体。这么一来，你连讲"这种力量是最大的力量"都是多余的表达。

当然，我还是不免要提醒你，这种安排不见得符合你过去所期待的。于是，你在人间体会到的一些经历，可能跟小我本来想追求的目标不一致，甚至有时候好像还有冲突。

但是，如果你有信心，坚持下去，不断透过臣服，把自己、把任何念头交给这个源头，让冲突和矛盾降到最低，你自然会发现——接下来，样样都会顺起来。

　　或许从别人的角度来看，可能还觉得你的人生不顺利，你还在受委屈，还被欺负，还有种种生活的困难要克服。但是，你明白，在更深的层面，这个好像还被周围逼迫的人，老早已经不是你。对你来说，这些只是表面的困难。

　　当然，这些话可能你也懒得跟别人分享，你只是一心一意不断臣服。这样一来，样样还没有起伏，就已经化解了。你只是轻轻松松定在现在，定在每一个瞬间，别人眼中的矛盾，对你来说老早已经融化。

　　这种心的状态，对你才是最珍贵的丰盛。这时候，虽然你没有追求，但是你的命，反而老早已经转变。

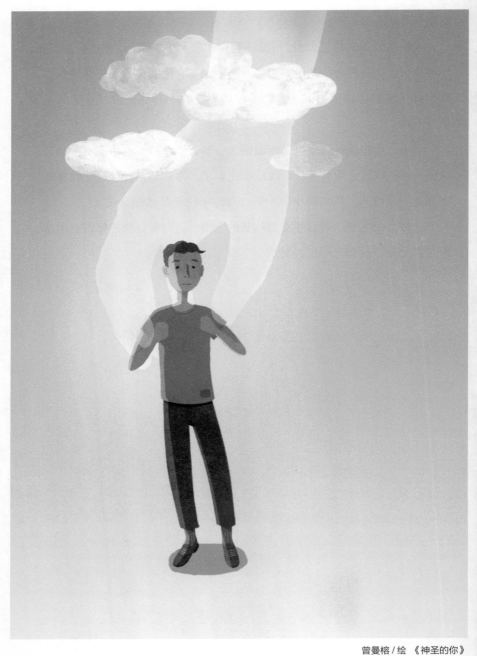

曾曼榕 / 绘 《神圣的你》

丰 盛

14

正向：你自然的流露

　　只要你实验了追求丰盛的方法，尤其是第6章的练习，大概已经发现，这些练习的目的都在帮助你我培养一种习惯——正向的习惯。假如你正处在人生的低潮，你可能更需要让正向的心，带领你走过怀疑、担心、烦恼、哀伤和恐惧的低谷。

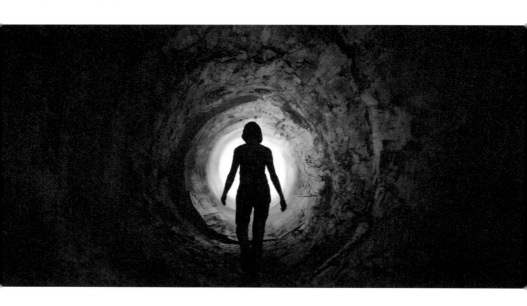

你或许还记得，我在许多作品中，从最早的《真原医》《静坐的科学、医学与心灵之旅》到后来的《时间的陷阱》《头脑的东西》都再三强调——你如果要执行或改变任何习惯，完全都是依赖头脑的路径。然而，之所以谈头脑的路径，只是要你知道——身心的运作是透过头脑的路径加上肌肉的动力才可以完成的。

也就是说，你的头脑若要达到省力地运作，最好是把神经系统的运转都变成自动运行的路径。你大概也观察到，一个路径（一种应对）只要多运转几次，自然会变成自动运行（习惯）。接下来，它还会一再改善自己的效能。

你的头脑之所以会这么设计，可以说是为了考虑你的生存。毕竟，只要能把一些你平时要重复做的事变得自动化，这些事情就落到背后自己运行。这样一来，你就可以把全部的精神和注意力挪到前面——眼前要面对的状况或危机。

从你一起床到睡觉前，你已经在使用数不清的路径。这个事实，你几乎不可能注意到。毕竟透过这些路径，你想都不用想，就可以吃饭、上班、应对、办事，而让你最新鲜的注意力，自然会去关注特殊的环境变化。只要路径不出状况，你根本意识不到它的存在。

不过，面对再怎么新的变化，你只要多使用同一个路径几次，这个路径自然会转成自动运作而落到背后。你不断面对新的状况，自然也会分析出一种最好的应对。接下来，你的头脑会把这套应对方式储存到神经系统运转的数据库。

头脑和神经系统的这种运转，你也可以称之为学习。你可能会认为，只要让愈多路径或习惯落到潜意识里自动运作，也就等同于学会了什么。对你而言，学习就是把一个新鲜的经验落入现有路径的机制，让你可以不断地脱身，把注意力转向学习更新的层面。

很有意思的是，日积月累，这些自动化的习惯和习气，就会变成你性格上的特质，并让你不断地强化自己的个体性。

你只要接触过一般心想事成的方法，应该会对里面自我暗示或自我肯定的练习留下深刻的印象，你也可能这么做过：每天一起床，就对着镜子里的自己不断地肯定，给自己打气，教自己怎么面对一天。这么做，就好像你围绕着心里目标的上中下游，点点滴滴建立起一个虚拟的现实，希望把它变成真的。

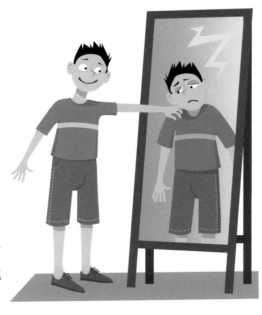

你大概已经联想到，自我肯定其实就是刻意地、不断地建立起头脑的路径。确实，自我肯定是符合神经系统路径运转前馈（feed forward）的原理——你愈投入注意力，它显得愈真实，一样是顺着头脑路径的机制在运作。

即使你没有特别去做一般心想事成的练习，仔细观察，光是你每天活着、去接受感官的信息、透过头脑建立眼前的现实，你就已经在不断地自我暗示。你大概没想过，你建构这一生的方式，其实和心想事成的自我暗示并没有什么不同。真要说有差异，也只是心想事成的自我暗示是把你的知觉、接受信息的范围先缩到一个很小的层面，在这个很小的层面刻意一再地重复，好像建立一个小型的路径。

换句话说，心想事成和自我暗示，对你不能算是新鲜的发现。你一天 24 小时，已经透过和自我暗示同样的原理，不断地肯定透过五官所得到的虚拟的现实。这些从感官信号衍生而来的信息，对你、对整体其实没有什么代表性。只是你难免要把这个虚拟的现实当作一切，既然如此，我们就从这里开始。

你大概已经发现，一般心想事成的方法都希望让你透过自我暗示守住正向、保持正向、活在正向，甚至要努力避开负向。当然，你现在对路径的观念愈来愈熟悉，自然明白这种做法就是在建立路径——透过这些练习，希望你不断去设立正向的路径。透过你的投入，让它变成一个靠得住的、强大的路径，而且是愈运作愈轻松不费力的路径。

你或许会忍不住想问：为什么正向那么重要？

这个问题，多多少少反映了人间和头脑的洗脑有多强烈，让我们以为负面才是常态，完全忘记了正向才是你我的本质，或者说是从本质自然流露出来的。正向，是你在没有念头的时候，最基本的状态。正是这样，你才会一再地想回到正向，甚至愿意透过练习，帮助自己不断回到这个本来就有的状态。

正向，是你本质自然的流露。这个本质，本来就是无限的，本来就是无色无形的。你如果能够不断地回到正向，也就能把自己交回到最原始、最大的力量。正向，成为你的一个切入点，让你头脑中不停的"动"能够踩个刹车。

最不可思议的是，其实你从每个角落都可以回到正向。回到正向，你自然会延伸出生命最大的力量，而让无限带着有限的身心往前走。

我过去在《不合理的快乐》中也是这么说的。快乐、正向，其实不需要有理由。你从人生任何一个角落，本来就可以随时找到快乐和正向。它们本身就是你，是从你的本质流露出来的。

倘若快乐和正向不是你，不是从你的本质流露出来的，那么，就算你可以找到正向，也守不住。毕竟一个不是本质的东西，早晚会离开。正是因为快乐和正向就是你，是你自然的流露，你当然可以用各式各样的方法从各个角落回到它。方法，最多只是念头的转变，只是提醒你，让你想起，让你记得——这是本质。

可以说，建立正向的路径，其实跟静坐是同一个道理，甚至可能更简单。

你可能还记得，我在《我：弄错身份的个案》中提过，你透过静坐，不断把注意力从个人的主体（你）落到客体。这个被你专注的客体，可以是你的呼吸，可以是你身体的一个点，可以是你内心的一个观念、一个数字、一个声音或一个咒语。你透过专注或观察，意识自然会达到合一。这种合一的状态，其实没有其他的属性。你会发现，这种状态本身就代表你的全部，本身已经是你想找的一切。

然而，对你来说，如果想要达到和静坐同样的效果，那么，透过感恩，为自己建立正向的路径反而更简单。你在生活的每一个角落，无论睡前、醒来、正在做或不做任何事都一样。你只需要透过一个感恩的念头，自然会把注意力转回到本质的原点。回到原点，你自然能体会到这个原点发出来的最大的能量，也就是正向。

这个作用相当有意思。当然，你透过静坐或许一样可以体会到爱、正向、宁静、欢喜，而且你可能也已经体会过。但是，只要你没在静坐，就会发现自己早晚还是回到人间的烦恼和二元对立。接下来，你还得再找一个时间，透过静坐的练习，再把这个合一的感受找回来。

然而，感恩的练习不太一样，你只是在心中生出感恩的念头，或是随时随地用"谢谢"两个字直接表达，就已经把你的念头变成一种动力，让你可以随时透过感恩回到原点，回到正向。不像静坐，还需要你挪出一段时间，特别去专注眼前的一个观念或东西，才能得到合一，才可以得到一种不同的状态。

　　让我再从另外一个角度来补充，其实你只要一做感恩的练习，也就同时守住最后的结果——感恩带来的正向。正向是你本质的自然流露，是你本来就有的。你做感恩的练习，只是不费力地想起本来就有的，也就自然达成这样的目的。感恩，合并了起点和结果，就像带你走捷径，不像静坐需要经过"专注、合一、得到"的步骤，才可以让你接触到这样的状态。

　　正向，虽然不是原点本身，但它是从原点直接流露出来的特质。你可以观察周围，谁不喜欢随时乐观、随时快乐？你自然能体会到，正向本身为你带来一种欢喜和舒畅，是心的运作。过去，我也说是心的层面，才会透过各种创作活动，希望鼓励大家从心出发，随时感恩。

15
心的力量

其实，感恩就是正向，正向就是感恩。

正是因为正向带来的特质是最放松、最舒畅、最稳定的，所以给你带来很大的吸引力，你才会那么想要正向，而且比期待其他状态都更期待。正是这样，正向的练习才有那么大的作用，甚至连任何静坐的方法对你都没有那么大的吸引力。

这是一个从古至今的大秘密——这种最源头的感受，包括正向、爱、欢喜、平静，是你早就在不断期待的，而就是透过这么简单的回转，可以那么轻松地把你带回绝对的意识轨道。

很有意思的是，你可以观察看看，人在表达正向的感受（例如爱、慈悲、宁静、欢喜）时，通常会用手指着心。就好像人类天生有一种直觉，知道正向是心的力量，而不是头脑的产物。

你可能还记得，我过去说——心的力量远比脑的力量更大。你可以试试看，透过感恩，不断地回到正向，这本身就能让心的能量自然流露出来。心的能量本来就是正向、最欢喜、最舒畅、最不费力的状态。

我之前在《真原医》和《静坐的科学、医学与心灵之旅》中都提到，就连身体的血管和器官都有一种共同的波动。有些人把这种波动称为梅尔频率，也可能是人类还没测量到的更低沉的频率。

心的力量带出来一种共同的频率。你进入这种"心流"，也就自然进入同步、共振的状态。你从头顶到脚心，身心的每一个角落都落在同一个波动上，一同起伏，一起休息。同时，这个正向的路径或脑波，自然会跟这种全身的波动达到共振。就好像我在《短路》中的这张图，是一种全身的同步。

透过这种全身心的舒畅和欢喜，你自然会发现，正向是你一天下来最想取得的，也是最容易回到的。只要一个感恩的动机或念头，你自然可以回到它。它本身在能量上就是一种比较稳定的状态。

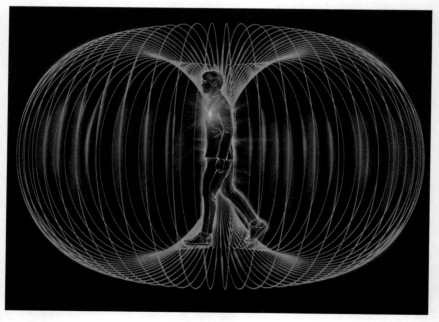

施智腾/绘 《短路》

丰 盛

你会发现，感恩和正向是一种愈做愈不费力的练习。透过感恩，你更能够自然而然地随时感恩。你愈是练习正向，愈能毫不费力地正向。到头来，正向会成为你生活最基本的状态。你所建立的这个正向的路径，本身已经在加持自己。这就是前馈的机制，愈运作愈强化自己。

正向，本身已经能自然而然地带动你全身心的反应。最奇妙的是，它会取代你平时杂乱的念头，让你进入一个随时没有念头的空间。正向到底，你不知不觉也就进入一种没有念头的感受。

你已经知道，是心在彻底带动脑，不是由脑来带动心。在生活中，感恩和正向的练习是最简单的方法，把你从头脑的状态，落到心的平台。

练习：感恩

虽然我在许多场合和作品中都已经提到感恩的练习，但是，我相信经过这本书的解释和说明，你现在对感恩的理解和实践都会完全不同。正因为感恩是一个这么重要的功课，我还是希望把握这个机会，再一次带你一同感恩。

从我个人的角度来看，这种练习比前面所谈的各种心想事成的练习都更重要。感恩的心，是人生的基础。你有了感恩的心这个基础，才可以挣得生命的丰盛。

感恩的练习，只是两个字"谢谢！"——从早到晚，不断在心中重复"谢谢！"当然，你也可以说出来。

你早上醒来，还躺在床上，没有起身。这时候，对你想到的、看到的、体会到的一切，都可以"谢谢！"

对你所要感谢的一切，你可以观想起来，而且愈具体愈好。比如，你要感谢身体，就观想身体的每一个角落，从头到脚一一观想出来，对每个观想到的部位都说——"谢谢！"

你感谢的范围自然会慢慢扩大到身边的人。你可以在心中观想家人、工作遇到的人、今天可能见到或见不到的人，就连你根本不认识的人，你都可以观想出来，还可以对他做感恩的功课——"谢谢！"

你感恩的对象还可以从人延伸到东西和事情。你心里可能想起一件事，无论是好事还是坏事，都可以做感恩的功课——"谢谢！"

你不光会感谢周围的人为你带来的帮助和贡献，对于种种条件的组合，也都可以在心中"谢谢！"

你不光是感谢眼前的事，甚至对你这一生想完成的一切，都可以感恩——"谢谢！"你心里明白，一切都是最妥当的安排。无论有什么结果，你只有感恩，只有感谢，感谢一切都是刚刚好。

　　你一天下来，都可以这么不断地感恩。到一天要结束了，你已经躺在床上准备睡觉。这时，你可以再重复起床时的感恩功课。这一次，专注在今天见过的人、处理过的事，对每个人、每件事都同样感恩——"谢谢！"

　　每天这么做，一开始可能还带着一点费力，不知不觉竟然变成不费力。不费力的感恩，自然变成你的特质。

　　不知不觉，你整个人都活出感恩、正向和丰盛。

16
真正的正向，是不费力

你读到这里，应该已经可以理解，为什么种种心想事成的方法都会先强调正向的观念。其实，你过去倘若没有理解这一点，只是因为那时缺乏精确的语言，让你无法将这些练习和观念与你自己身心的机制串联起来。

当然，站在现在的理解上，你大概也发现了一个矛盾——一般心想事成的练习，会要你不断观想目标（也许是财富、也许是想得到什么）。然而，这种观想不仅相当消耗能量，还把你的注意力落在一个头脑的境界。甚至，即使你从早到晚都观想财富，透过密集的观想在头脑培养出一个稳定的路径，还让路径落到潜意识去运作而达到最低的费力，但这样的运作再省力，终究不可能完全不费力。

我在《我：弄错身份的个案》中也跟你分享过——任何东西，只要费力，其实还是属于头脑的状态。无论你期待什么、渴望什么，反而为你带来一种限制。反过来，只有心是毫不费力的。

我在"全部生命系列"一再强调——真实是不费力的观念。心（真实、绝对）是无限、是永恒，而它的力量比你透过头脑和期待的力量更大。

丰 盛

假如你认同这一点，那你可能会接着问："如果不是头脑在运作，那么心怎么知道要完成什么目标？"坦白讲，如果让心带着走，即使你现在没有念头，即使你没有一直追求或守住一个目标，过去建立的目标也早就落入潜意识，而更高的聪明和一体自然都会知道。你每次回到正向，可以说是把自己交给更大的力量——让它带着你走下去，让它衡量你头脑想追求的目标适不适合、可不可行，或者从业力的角度来看，让你的某个渴望表现出来是不是妥当。

到现在，经过这些解释，你自然会发现，让渴望表现出来的过程或结果，可能根本不是你一开始想要的。这一点其实才是一个大的悖论，而且是一般心想事成的法则完全避而不谈的，但我必须告诉你实话。毕竟，懂了这一点，你才可以避开不需要的冤枉路。

让我再讲得透彻一点，你现在透过头脑可以期待的财富、名气、地位、成就……只要是透过努力、费力才能得到的，那绝对不是长久，最多只是暂时。来了，也会消失。要你用一种刻意、不稳定、无常的机制来取得的，它本身也只可能是暂时的或无常的。

这些话，我过去只会跟很少数的朋友分享。因为一般人如果没有亲身体验，很难理解这样的观念，但我们仔细观察，其实这才是真正理性的结论。

无论如何，我明白这些方法和练习也许是正向、祷告、信仰或守住心中的目标，至少都能帮助你集中注意力，让你的头脑早晚进入共振的状态。这当然都是好事。假如一个人还没有亲自体验到共振或同步（也许是透过静坐，或突然有一种灵感、一种启发），那么接下来要谈醒觉、绝对、心甚至丰盛，是不可能的。

我最多只能劝这些有种种追求的朋友不要那么认真，我还会提醒他们生命还有更深、更重要的意义。但是，我绝对不会阻止他们。反而，

真正的正向，是不费力

对最成熟的修行者，我才会说这些话。

在这里，我是把你当作最成熟的修行者，才会分享这里所讲的一切。

如果你彻底懂了这些，你就知道根本不需要去否定这些心想事成的方法。甚至，你可以亲自做个实验，看看这些方法有没有道理。也许，你还会得到很好的结果。

但是，你可能很快就会察觉到，结果是好或是坏，这种分别本身还只是人间的观念，是你透过人类的制约和价值在衡量这些结果。然而，事实其实很单纯：对整体，没有什么好跟坏的结果，一切，都好。

虽然如此，可能在这个过程，你会发现正向的力量有多么大，可以像骑马一样来驾驭它。你只需要轻轻松松骑着它，至于它带着你走到哪里，并不是那么重要。对你来说，这个不断回到正向、落到正向的过程，可能已经比原先的目标更重要。

这么做，你会发现你的生命竟然活起来了。从人生的任何困境，你都可以找到正向。找到正向，只要你的心态一转变，你对困境的看法也自然跟着改变。困境，已经不再是困境，而是转成机会。

臣服、接受这些机会，你会不知不觉地活出心想事成所追求的成功、富足和丰盛。但你会发现，你活出丰盛不是因为去模仿心想事成的练习，你活出丰盛，只是自己一再不费力地回到原点。

你一再地回到正向、回到臣服，生命的丰盛、智慧、力量和勇气自然会延伸出来，跟你做或不做练习其实没有关系。甚至，连跟"你"都没有关系了。它是一个自然而然的结果。

我认为，这才是心想事成背后最大的秘密。我相信，过去没有人这么跟你说过。

17

少，才是多

我在这里，想提出一个中心的理念，也就是"Less is more."——**少，才是多**。这一点，是我认为和丰盛这个主题最相关的一个观念。

当然，谈到丰盛，你大概和一般人一样，第一个想到的会是"多，还要更多"。但是，从我的观点来说，不一定更多才是丰盛，有时候是刚好相反。你如果想要活得丰盛，可能需要的是更少，而不是更多。

生命的丰盛，其实只是一种满足感——你彻底知道你完全不缺。样样你所需要的，生命都会安排。

然而，"少，才是多"这句话还带着一个你过去可能没想过的观念——也许，你需要放掉那些你"不再需要"的东西。你不再需要的，也许是一段感情、一份工作、一种人生规划、一个往来的圈子、某种生活方式、居住环境……

生命本身是简单的、是单纯的，它自然也想让你简化。

你今天会读到这些话，也许正是因为低潮和不顺。跌到谷底的，或许是你的感情、你的健康、你的工作、你的经济状况、你人生的规划，也可能是你失去了人生的意义。你自然会希望自己能透过"全部生命系列"

的观念和练习走出来。

但是，你可能没想到，透过"全部生命系列"带来的重新整顿和转变，会是全面的，会渗透到你生活的点点滴滴。你自然会回过头来，想彻底转换生活习惯，让自己归零，重新起步，当作配合身心转变的一种配套措施。

这样的转变，自然会反映在你生活最寻常的琐事里。你也许会发现，其实自己不需要睡那么多，不需要非吃什么不可。无论哪一件事，其实不需要符合别人讲究的标准，包括自己平时穿什么、怎么表现，也是一样的。

你也自然会发现，你其实并不需要那么多东西。你过去认为自己需要的衣服、纪念物、照片、工具、厨具、收藏、嗜好品……其实都可以大幅度简化。这些物品，你过去可能根本不会想去清理。但是，我希望你能厘清头绪，知道哪些物品是自己不再需要的，可以把自己不再需要的清理掉，最好是能转送给别人。

这种对生命的清理，可以是全面的。你需要去清理的，也许是十年甚至更久前的衣服，也许是书、是文件、是信件、是日记、是相片、是当年最新款的电子产品、是别人送来的成套杯碗……衣服，可能早已经过气、不合身、不符合你现在的气质和状态、不符合你现在这个人生阶段的需求。其他的东西也是一样的，可能早就不再是你需要的。既然你不想再困在过去，这一切也跟着都要清理掉。

是的，我知道，谁会想做这种清理呢？你在清理的过程中，有些得从高处拿下来，有些得从柜子或仓库的深处挖出来，有些是你早就不再愿意面对的，只是随便收到某个看不到的角落藏好。这些东西的摆放，本来还勉强可以维持一种表面的秩序。但是，你一开始清理，也就破坏了表面的和谐，甚至还让家里看起来更杂乱。

丰　盛

清理这些旧物不光费力，有时还会带来一种情绪的萎缩，甚至勾起过去的画面、感情和记忆。即使你可以翻出它们，因着种种感情和记忆，你也可能舍不得清理掉。即使清理掉了，也可能还想尽办法又把它找回来。无论这些旧物藏着怎样的画面和记忆，都让你心里纠结。

　　清理旧物会如此，如果是让你清理一段多年割舍不了的感情，那么，你内心的反应会更大。你没想到自己还会有那么多眼泪，明知应该放掉，但怎样都舍不得。但是，你也知道，就是因为一直舍不得，才累积那么多情绪的负担。

　　这些负担随时把你冻结在过去的某个瞬间。你，至少一部分的你，好像还留在那里，好像还在等着什么再一次出现、再重新来过。但是，事实是那个瞬间已经不存在了。这还不值得你去简化、去处理吗？

　　对你，无论是什么，你都可以去清理掉。而这种清理，到最后都会减轻你的负担。

　　修行，只是回转。假如你过去有情感上的失落或创伤，帮助自己恢复内外的一致是特别重要的。倘若你的身心还在混乱中，念头和情绪是冻结或还在随时起伏，那么，你全部的注意力自然不断往外涌。一个人身心还没有同步，在这种身心不合一的状态下，是不可能回转的。你还需要透过我之前提到的练习，包括静坐，帮助自己达到同步和共振，才有办法进一步接受醒觉的观念。

化解过去创伤的方法，可以先从环境的简化开始，透过清理，抛开这些伤痛的记忆，特别是会让自己回想起这些创伤记忆的对象，例如衣服、纪念品，都应该清理掉。

把旧物清理或送人，和过去的一段感情彻底告别，你会突然发现，你的负担不见了，整个人轻盈起来。你会体会到，这样的清理不光能让情绪的悲伤踩一个刹车，甚至你开始充满活力、平安和欢喜。你还可能会想——原来早该这么做了。

你原本可能不敢相信自己能跨过某个创伤，没想到，你竟然已经很久不再想起。这时候，你已经走出来了。

你会明白，原来身心确实是几面一体。外在反映内心，而内心也反映外在（如果你还记得，这也就是前面提过的对称法则）。你的环境如果整齐、简单、干净，其实也反映你心理的状况。两面是一体的。

一个人生活简单，不让自己被杂物围绕，这样的朴实，也是在跟自己内心做一个同步的声明。当然，除了旧物之外，其实更重要的是对过去创伤、情感、记忆、伤痛的清理。长期来说，这样的清理更重要，它本身其实是一种臣服的功课。

你自然会发现，一个东西无论你再怎么放不下，最终还是带不走的。其实，人生中什么都可以放下，可以丢掉，可以简化，没有一样东西有绝对的重要性。

刚开始清理的时候，你可能会觉得费力。然而，不知不觉中，你愈

丰 盛

清理愈不觉得费力。甚至，你会发现自己随时在顺手清理。你不再想囤积东西，也不再把感情、念头、不确定、各种顾虑搁在心里。

这种清理，还会让你上瘾——你愈放手，愈是感到喜悦。你甚至会趁一个东西还是好的、还可以用或还是新的时候，就送给别人或捐出去，而不是等它旧了、没用了甚至坏了才放手。看到别人得到一个新的东西，他脸上发出的喜悦，自然可以为你带来更大的欢喜。

你自然会发现，对任何拥有的物质，包括你住惯了的房子，都可以放手，可以重新开始。甚至，你对所拥有的物质都不会再那么重视，不会再想留下任何纪念。你想不到的是，这种放手虽然还称不上是从人间彻底出离，却是我们一般人随时可以做的。这种放手和清理，不光影响你的客观环境，其实也在整顿你生命的价值，让你对丰盛有了全新的看法。

你自然发现，这种放手，本身其实就是最高的丰盛。你从原本一心只知道取得和渴望，突然转到放手、给予和服务。你会发现，你真正的需要其实并不像过去想象的那么多，甚至比任何人想象的都更少。

你不光发现人生其实不需要符合规则，有时候甚至大部分时间，你可以让生命带着走。也许，你本来连开车都要随时设定导航，不可以失去方向。也可能，你本来认为自己应该完成某一个目标。或者，你本来很在意别人眼中的你是好或坏。现在，这一切，你发现都可以不去操心，都可以随缘。

一切都能够放手，都可以随缘，你自然能体会到心中随时有一种满足感。这种满足，跟结果似乎没有直接的关系。过去你会认为是错误的，让你失望的，现在你会发现好像也没有什么错误可谈，任何对错其实都没有什么重要性。就连这些所谓"错"的状况，都可以让你得到学习和满足。

这样的满足感，或说丰盛，愈来愈脱离你所处的环境条件和状况。

你已经可以随时把它活出来。

少，才是多——因为这个观念太重要，所以我谈丰盛这个主题时，也一定要提到它。就好像我在"全部生命系列"进入参和臣服之前，会先提出种种静坐的方法，让一个人可以达到同步或共振。少，才是多——这个观念，在丰盛这个主题中就是这么重要的基础。

通常，我会让人从清理自己周围的环境开始，你自己的房间、家里、办公桌、工作环境，都可以得到练习。我相信，假如你可以这么做，你已经对自己的生命引发了一个大的调整。

清理生命中不再需要的东西，本身就是一种简化——帮助你把头脑简化，让身心一致而同步，达到共振。这种清理、简化的作用，和我过去提到的许多练习，包括静坐，是一样的道理。到最后，还是会让你的内外能够一致，可以回转到心。

读到这里，或许你会想起自己可能还有一段感情、一件事、一种人生规划、某个环境所引发的障碍，正在等着你去简化。有时候，你可能要先从这个层面着手，才能让身心回到同步而合一的状态，可以让自己准备好欢迎生命的丰盛。

练习：简化生命

看看你的卧室，总有些东西是你不再需要的。你可以把它清理掉。

清理掉，不是让你找个地方再收起来，而是丢掉或送人。当然，最好能够转送或捐给需要的人。

你可能会问："我怎么知道自己不再需要它了？"

很简单，你看到这个东西，接触到它，心里的第一个反应是正向、快乐的，还是充满萎缩？

会让你萎缩的东西，就可以优先处理掉。

然而，你继续清理下去，就连有好的回忆、带给你正向能量的，但只要跟你现在生活已经不相关的，也可以处理掉。

——扫瞄卧室里的东西，哪怕只是桌上一个不起眼的小物品，你也稍稍用心去体会，看它和你现在的生活相不相关。

清理的过程可以充满感恩。无论这个东西为你留下了正向或负面的回忆，无论现在是不是有用，你都可以带着感恩的念头——谢谢！*你为我带来一种功课、一种练习，你过去也曾带给我许多快乐和满足。尽管我现在不需要你了，我还是要谢谢你！*

清理，不是因为讨厌而放手。最好可以把清理出来的东西转送给需要的人，而不是把它销毁。这时候，我们心里要做一个功课，知道放手是善意——谢谢！也许你在别人手里，会带来更好的能量，造出美好的空间。

在清理时，带着这样正向的意念相当重要。

你如果才开始做这个练习，不需要一口气把所有东西都清理掉。你可以把它变成一个小小的仪式，让自己每天清理一样东西。这样，把清理的门槛降下来，让你随时可以轻松进入，而不会那么费力。

你只要一开始动手清理，反而可能发现自己想清理掉的不只一样东西，可能是两个，甚至三个或更多。无论你想清理多少个，在这个练习中，最重要的是心情。你可以在清理旧物、转送或捐给别人的时候，随时带着很正向的念头。

你应该猜得到，最重要的心情只是感恩。你在清理的过程中，可以同时做感恩的告别——谢谢你对我的帮助，现在我虽然已经不再需要你，但我愿你能带给别人一样的快乐。

这么做，让清理旧物对你不再是纯粹的痛苦和失去，而是一个带来欢喜的练习。正是这样，清理东西才会为你带来一种清爽而快乐的感受。这种正向的心情一再地重复，自然会落到你的潜意识。

一再重复这样的心情和感谢，就好像在进行一个仪式。本来你可能懒得清理、舍不得丢，对清理旧物充满了心理障碍（想想，谁会喜欢失去东西？），但是，你一再地重复这种感恩的告别，你的心情会逐渐变得开朗，甚至可能让你开始期待下一次清理。

同样的道理，不只是清理旧物，其实你投入任何事，都要配合感恩和正向的念头，才会为自己建立正向的路径，让你愈做愈想做。面对困难，也是如此。你完全可以试着把一切变得正向，纯粹为了正向而正向，不是为了取代、推翻或否定什么。

你也可以抱着这种正向的心情来简化事情，你也会不知不觉上瘾。你可能终于体会到，无论是把东西和人分享，或是把事情简化，同时带着感恩的念头，这本身自然会带来最大的欢喜。

丰　盛

无论是整理东西，还是整理环境的空间，还是简化事情，你都可以把这样的清理延伸到自己——举例来说，清理自己的饮食习惯。

　　有些不健康的饮食习惯，你过去心里明白，只是为了满足一种欲望，并不是你真正的需要。现在，你看可不可以清理掉。然而，说清理，其实没有什么具体的东西需要丢掉，最多只是你不再这样饮食。你并不需要责备自己过去对它的依赖，只是在心里清楚地表达——谢谢你，我不再需要你了。

　　你会明白，这样的清理可以延伸到每一个习惯，包括讲话的习惯。过去，你也许说话总是带刺，以为这样比较直接。现在你可以告诉自己——一切，其实都是刚刚好。我现在不再需要这么说话了。请你，帮助我，让我转一个方向。

　　我们平常待人处世，也是一样的。有时候，我们会发现，单纯化或简化反而是处理事情最简单的方式，而不是一再地累积更多的选择，反而把事情或关系变得更复杂。

　　这样的清理，也可以延伸到心态。举例来说，在工作上，你本来有种种的期待，种种的要求。当然，你不需要责备自己，只是现在看可不可以踩刹车——我过去需要金钱，需要名誉，需要地位。然而，我现在不需要了。请你帮助我，让我将渴望简化，把念头简化，把生命简化。

　　再举一个例子，眼前你可能会突然出现一个赚钱的机会、出名的机会、扩大影响力的机会。然而，你可能也意识到，这样的机会原来还是从自己心里的贪念和欲望延伸出来的。同样地，为自己踩一个刹车——谢谢你，一切，都是刚刚好。然而，现在我不需要了。谢谢！

　　包括你对未来的安排、认为自己所需要的保障，都可以做一个清理，看可不可以放手——我知道，我过去需要这样的安排和保障。现在，我不需要有这种担心了。我可以放手，解除这些安排和保障。

你如果能彻底这么做，自然会发现，生命里其实真正需要的不多。这些"不多"，你在心中已经老早都有了。

最终你会发现，你对生命简化，只是改变一个习惯，到最后甚至连一个告别的经过都不需要。你并没有取代或换掉什么，只是表达感恩，同时延伸一个新的路径。

或许你还记得，我在《真原医》中也提到习惯或习气是透过头脑的路径所建立的。如果你要改变习气，建立一个新的路径，最简单也最有效的方法是透过行为，也就是透过肌肉和我们整个人身心结构的"动"来配合。每一个新的行动，也就自然而然建立一个新的路径。有了新的路径，生命也就跟着改变。

新的路径一旦建立起来，你会发现，自己自然不会再想回头。

丰　盛

18

愈给，愈多

前一章提到——**少，才是多**。我要再提出另一个丰盛的重点 Giving is more. 给，会带来更多。而且，给，不光会带来更多，甚至是——**愈给，愈多**。

你可能不明白，如果你把你所拥有的给出去，按道理来说，你拥有的应该会变少，怎么反而会更多？

愈给，愈多——其实是丰盛的一个核心观念。一个人愿意给予，而且一直给予，这样的慷慨也是丰盛的一个核心特质。

华人文化相当鼓励节俭，让一般人以为是要节省到最好一毛钱也不花，甚至斤斤计较的地步，才能点点滴滴累积财富。但从我个人的观察，事实都是刚好相反的。这样节省的人，当然可以累积许多财物，但到后来反而活得很不愉快，甚至人生出现很多问题，连身边的人都会彼此对立。

这么说，当然不是要鼓励你奢侈浪费。我相信，你也可能听过或遇过一些挥霍无度的实例。确实，一个人如果不能节制自己的欲望，哪怕拥有再多，早晚也会一无所有。他的念头和注意力再怎么往外寻，非但满足不了肉体的欲望，反而还让能量不断往外漏，不断地流失，造成严重的失衡。反过来说，一个人过度节俭，也就是能量只进不出，一样是失衡的。

如果你希望取得丰盛，要记得，丰盛本身是一种均衡的状态。你的生命如果随时在均衡的状态，我要再强调一次，那么，你真正需要的其实很少。甚至，你根本不会有想要挥霍的欲望，生活自然会变得简朴。你只是基于一种照顾大家的心情，该大方时，自然大方，甚至随时大方。但是，你这么做，是把金钱当作服务大家的工具，而不是没有节制的大肆挥霍。

其实，如果你发自内心慷慨，甚至还能把自己摆到最后，那么，你不光可以创造更多的资源，还可以照顾身边的人。这样一来，你反而可以累积更多财富。即使没有累积更多，你的人生也会更丰富，更丰盛，为自己和身边的人造出一个彼此信赖、真心关怀、让人成功的环境。到了这时候，是不是累积更多的金钱其实已经不是你真正在意的。

念头和物质层面的慷慨，其实是两面一体。你不光是可以在物质层面慷慨，更可以在念头层面大方——给人成就、给人功劳，不光是给别人应有的功劳，肯定他本来就有的贡献，甚至你可以真正谦让，把自己排到最后，不需要再去表扬自己的功劳。

我过去观察，真正成功的人（我指的不光是在财务层面成功，而且身心快乐的人）都是这么做。真正成功的人并不需要为自己争取名誉、好处或功劳，而是把功劳归给别人，就好像他在辅导每个人成功，而把整体的成功当作自己的成功。这么做，是真正的慷慨。

真正的慷慨，可以透过各式各样的层面表达。举例来说，在工作上和人接触时，你可以少看缺点、多鼓励，甚至是随时找机会庆祝——即使很小的突破、很小的成就，都可以庆祝。你不光是为自己的突破庆祝，更可以为别人的突破庆祝。你自然会想要随时跟别人分享好的东西、或

丰　盛

你所知道的好东西。你不再是等着别人来照顾，而是随时都去照顾别人。不知不觉，你也发现，愈是带着慷慨的心情称赞别人，愈是给人正向的鼓励，一天下来，你自己反而更是充满了能量。

当然，你也看过，有些人专门挑别人的短处来看，到哪里都在找缺点。不管别人怎么做，他就是挑刺，认为别人这也做不好，那也做不好。其实，这样的人怎么活都会觉得不好、不够、不对劲。也许他这一生有相当好的福报，好像有地位、有财富，但他的念头、语言、行为随时盯着缺少的那一面，从来不去欣赏丰富的一面。这样的人，即使什么都有，他反而活得好像样样都缺。

正是这样，我才会说一个人的念头、语言、行为要随时保持正向。你也可以体会看看，就拿这张图的水来说，你会像右边的人一样看到还有半杯水，还是会像左边的人一样，看到有一半是空的？

发自内心的慷慨和大度，其实是我们每一个人都可以学习的。

即使你本来就很理性，讲究精确，倾向就事论事来衡量好坏对错，

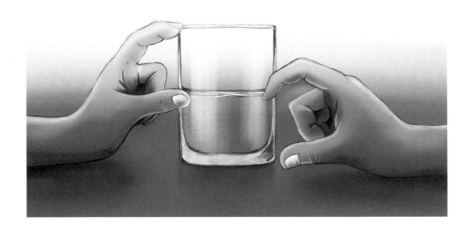

那么，只要你愿意试着去多鼓励，少看缺点，早晚你会发现称赞和鼓励的力量竟然远远比责备、挑毛病或找异常来得更大。可能只是写一张小纸条，带给对方几句鼓励、安慰、称赞的话，就能为彼此带来很大的帮助。

只要开始赞美、鼓励身边的人和事，你自然会不知不觉上瘾，甚至会随时主动为对方找到各种可以鼓励和赞美的地方。接下来，你甚至还想鼓励别人更多，想为别人找到可以奖励的标准，只要达到就一起庆祝。你随时都能体会到，这么简单的做法可以带给周遭喜悦，还能带动一种正面的能量，这本身就是你最大的收获。

确实，慷慨和大度自然带来正向。你如果从心里对人、对事、对物慷慨，也就不会再渴望从别人身上得到什么，也不会想透过这些人、事、物为自己达成什么。你会认为早就已经达到了，如果还有突破，那完全是意外的惊喜。对这样的结果，你当然只能感恩、只能称赞、只能放手。

其实，一个人能够慷慨，只是反映了这样的领悟——没有一个东西真正是属于"谁"的，更不用讲是自己的。每一样东西都是共同的，整体的。你即使拥有一个地方、一个东西、一个物质，也最多像是在帮忙整体照顾它，而它并不是你的。

反过来，既然全宇宙就是你的家，也可以说没有一样东西不是你自己的，那你又有什么东西不能跟人分享，不能给出去呢？无论是一个好消息、一句好话，还是一个好的物质，你都会大方给出去。你会随时照顾别人，为别人处处着想。

同时，既然样样都是整体，而没有一样东西不是你自己的，你又有什么需要去争夺、取得、拿到，或刻意要留住、累积呢？无论你需要什么，整体自然会为你考虑。对你，丰盛是自然而然的结果。

从能量或对称的角度来说，样样都是一个循环。你"给"，其实也就打开一个能量的门户，带来一种流动。接下来，这个流动自然会找到它自己的平衡——既然有东西可以流出去，也会有东西可以流进来。一个系统只有这样与周围不断地互动，才可以达到平衡。

我前一章所讲的清理，也可以促进能量流动的平衡。如果你的生活都是塞满的，也就摆不下新的东西了。生命，也是一样的。假如你的脑海满满是各种现成的观念和知识，那么，新的灵感又怎么进得来？

这时候，你反而需要放手，才可以挪出一个神圣的空间，让正向的能量不断地流进来。

你所放手、所给出去的，不光是物质，也可以包括精神的层面。

就像前面提过的，在和大家共事时，你原本可以把所有功劳留给自己，但是，你懂了能量平衡的道理，反而可以选择把功劳交给别人。这么做，不光让共事的人能全心发挥，更可以让你随时肯定别人的表现。不知不觉，生命的力量就在团队里活了起来。

当然，很多人会用投资的心态来解释这些话，就是认为样样都有代价，也许是先要付出，才可以得到。后来，也有人带出另一种"pay it forward（把好处分享出去）"的观念——不是讲究一对一的回报，而是进一步分享给更多人。到最后透过循环，这一切的好处还是会回到自己。

然而，从我的角度来看，慷慨就是慷慨，其实不需要用这些道理来解释。你不需要带着取得、回收的预期，更不需要认为对人好自己早晚有一天可以得到回报。你如果没有得到回报的念头，接下来，也不会有期待落空的烦恼。

给，只是为了给。

给的念头，本身就是你我最大的恩典。给予和付出，带给自己能量和平安，让自己和身边的人、事、物不断地回到平等，而不是为了想从物质层面得到什么回报。

你看，这么讲对你是不是有道理，而你会不会想这么做？

练习：给予

　　你可以从自己珍惜的物品开始，将前一章"清理"的观念再做一点小小的调整——从清理转成分享。透过这样的转换，你自然从简化生命进入给予的丰盛。

　　前一章的练习，是请你清理自己已经不再需要的东西。这里的练习，则是再进一步请你把自己心爱的东西跟别人分享。也许是一朵小花、一支漂亮的笔、一个稀有的收藏、一张难得的照片、最新潮的电子用品、很有质感的摆设、设计巧妙的家具……其实，样样我们都可以跟别人分享，贡献给别人。

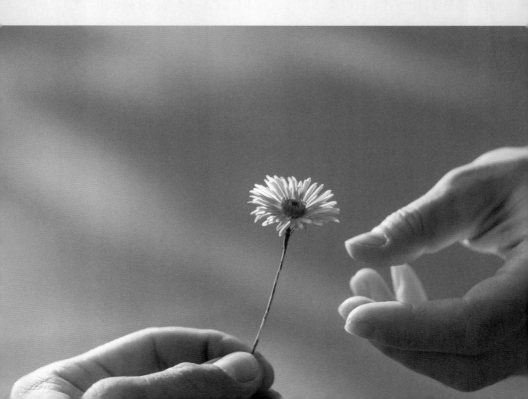

我有时也会开玩笑——这么做，就像是每一天都让自己当某个人的圣诞老人。举例来说，你如果去用餐，可以比一般的惯例再多给一点小费，将用餐的满足与快乐，用金钱的形式一同分享给为你服务的人。

当然，在与人分享这些好东西之前，不要忘记对这个送出去的东西，在心里诚恳地感谢——谢谢你，为我带来喜悦。现在，我希望把你带来的喜悦分享给别人。

只要做，你就会发现，这样的分享会让你上瘾。愈是分享，你愈想要分享。一开始，也许你只是从物质层面着手。接下来，你会发现，连自己为人处世的态度、肢体语言、说出来的话，甚至心里的念头都可以奉献出来，为别人服务。这些不那么物质的东西，一样可以带给别人快乐。

如果你希望投入这样的练习，那么可以从赞美开始。

一天，你至少给自己机会——赞美别人一次。接下来，从一天赞美一个人，变成一天赞美两个人，一天一天增加。到最后，你见到的每一个人，无论对方什么状态，你都可以给他一些鼓励或赞美的话。不知不觉，赞美和打气就变成你的本能。你会发现，从你表达出来的一句话、一个动作、一个念头已经全部都是正向的，都能为身边的人带来幸福。

透过这种练习，你看可不可以体会，其实连一个"给"的念头都是多余的。假如还有一个"给"的念头，那么，只是给——自己。你和身边的人、事、物，早已不像过去有那么厚重的隔离。

甚至，你这么做，已经为自己、为身边带动了真正丰盛的机制。

这样其实也是让你达到平等心最好的方法，甚至可以为你化解时间的观念。

怎么说？

你随时给，随时正向，也就是将每一个瞬间都当作平等。在每一个瞬间，你都让自己做到最好，和身边的人合一。在每一个瞬间，连过去的记忆，无论是好是坏，你都可以随时交出来，都不再受到影响。

这样你随时活在瞬间，不会一再回顾过去，也不需要期待未来。

19

不再恐惧

在人生低潮时，你难免会遭受不安和恐惧的侵袭，甚至可能会跟着不安和恐惧做出许多不需要的防范、准备、担忧和反击，而让你在事后或多年后想起来还会懊恼、还会自责。

你可能还记得第 2 章谈成功法则时，希尔也提到，一个人要成功需要培养自信、克服恐惧。这一点，你当然会认同。在这里，我想再从"全部生命"的角度，来为你讲这些心想事成的方法，也和你一起观察一般人用这些方法可能有的期待。

恐惧对人造成很大的影响，我才会在《神圣的你》中提出"萎缩体"的观念。你可能早就体会到——自己大多数时间都活在一种萎缩的状态，好像远离了生命本来的圆满。我也提出来，在萎缩体的组成里，恐惧可以说是最强烈的负面力量。

如果你还记得，我当时也透过神经生理学的观念来解释，为什么恐惧有那么大的负面作用。如果你曾经体会过情绪和身体反应紧密的关联，那么，接下来这些生理运作的描述，对你而言，已经可以帮助你消除萎缩——至少让你知道，萎缩或恐惧并不是你不够坚强，并不是你的错。

从演化的角度来看，各种身心的负面反应，最多只是人类这种动物生存反应的延续。我会建议你，面对自己的恐惧和萎缩，把它当作一种先天的体质来看。接下来，你不光可以学会和恐惧与萎缩共存，甚至还可以把它当作一个入口，随时为自己带来一个反转——从外在，回到内心。

　　在你的大脑里，和情绪关系最密切的结构，就是所谓的边缘系统（limbic system）。边缘系统里最发达的构造，它的作用是去接收危险的信号，并透过恐惧的反应尽快传达出来。从这个角度来说，你全身神经系统的运作，所着重的就是怎么把环境的危险信号尽快加大，大到让你的身心无法忽视，而在第一时间化成你身体肌肉的反应。正是透过这样强烈而迅速的反应，你才可以来得及躲开眼前的威胁和危机，或是可以全心去面对它。

　　你可以想象，在处处都是野兽的时代，这样的反应当然相当重要。如果你就是活在那个时代，和力气大或动作快的动物相比之下，你其实是非常脆弱的生命。不只如此，环境里还到处都是危险。那时的你不只要面对野兽的攻击，就连最基本的觅食、寻找水源、面对天候的变化、抵挡夜里或冬季的低温……样样都是考验，更不用讲还要面对同类之间的相残。

　　你身心里强烈的恐惧本能，透过经验和学习一再加强，才让你个人甚至全人类可以在艰难的环境里生存下去。

　　然而，虽然你的恐惧有助于提高生存的概率，而你的身心也透过自律神经传达的指令，让你能在第一时间采取面对或逃走的行动。不过，如果外在的危机已经大到个体没办法克服的地步，这时候，你可能反而会恐慌发作。或许你过去也经历过，因为太害怕，整个人好像呆住了，甚至失去行动力，没办法做任何保护自己的反应。

　　想不到的是，随着人类文明的发展，现在的你所要面对的，竟然已

丰　盛

经从外在的危机透过念头转成内心的危机。甚至，内心的危机所造成的恐惧不比外在危险造成的恐惧小。或许，你自己也体会过——比起外在的危险，内心的危机不光是更大，而且还可能随时浮现。

想想，这是合理的。内心的危机虽然比较抽象，但是它在你的脑海还是一样不断地产生恐惧的回路，不见得需要由外在的威胁信号来引发。从外在的世界，你明明看不到、注意不到任何征兆，但是没想到，内心的恐惧竟然好像无所不在，甚至随时会找机会发作。

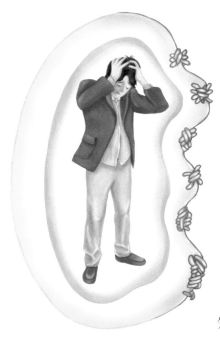

李研慧/绘 《神圣的你》

你可能对左侧这张图还有印象，就像图里所画的，不知不觉，你透过无所不在的恐惧就进入一种萎缩的状态。面对种种，都是透过萎缩来过滤。这个世界，对你来说，其实可以说是夹杂着恐惧建立起来的。

当然，从能量的状态来说，这种强烈的萎缩其实自然会让你和周遭隔离开，就好像自己把生命的能量场给封闭了。这种封闭，不光是限制、扭曲你对生命的认知和理解，同时也让你错过走出困难的机会。再讲得更透彻一点，在这种状态下，别人就算想要帮助你，也帮不上忙。所以，解开恐惧和萎缩的结，在活出丰盛的过程中是重要的关键。

或许，你会读到这本书，多多少少也是希望能透过丰盛的观念，帮助自己从这种状态走出来。有时候，你明明知道自己需要去面对生活某一种负面的状况、走出失落、穿越创伤，但是，就是透过恐惧带来的萎缩，让你可能认为自己怎么做都不对。整个人变得非常被动、非常消极，就好像已经冻结，采取不了任何行动。

你当然明白，最好能够不要恐惧、恢复自信，甚至应该面对失败、扭转失败。这些观念你都会认为是正确的。谁都会想要远离恐惧、扭转失败。就算是一再地遭遇挫折，你心里还是会渴望成功，想要振作。但是，重点是怎么做？怎么脱离恐惧？

一般人面对恐惧，可能会去分析恐惧的内容，看能不能找出最初造成恐惧的原因并将它消除；或者是像前面提到的，透过知识把恐惧"理性化"，告诉自己这是正常的反应，并不是个人的无能；或者模拟恐惧的场景，希望降低自己对恐惧的"敏感度"；或者鼓起勇气去直接面对最害怕的场面、人物和事件；或者不断告诉自己"我不害怕、我不害怕"，随时鼓励自己"这一切，难不倒我"，用自信的路径去取代恐惧的路径……

无论哪一种方式，都有它管用的时候。确实也有一些朋友，透过这些分析或练习得到了一些帮助。你可能也曾经透过其中一个方法走出来，甚至还走到现在。但是，我在这里要坦白说——这些观念还是站在真实的下游，或是站在"有"的层次。

仔细观察，你会发现，其实真正有效率的切入点，并不是在各种念头、情绪、现象、事件的执行层面去分析、理解、演练、替换、面对。你可能想不到，要克服内心的恐惧，你唯一需要"做"的，竟然只是把注意力带回到一切念头和情绪的原点，也就是相对意识的源头。这个源头，你已经知道了，就是前头提过的大我。

尽管这些话对你来说可能还有点抽象，但我相当有把握，要解答任何问题，这样的回转是你唯一需要做的。而且，你也只可能做到这里，只可能回到这一点。

换句话说，你还是可以培养自信，用自信的路径去取代恐惧的路径；也可以用前面的各种方法来克服恐惧。然而，对我来说，更根本的方式反而是——回过头来，从任何问题和现象的上游去着手，彻底把自己找回来。这时候，人间种种正向的勇气、智慧和力量，自然会流露出来，不需要你再刻意做什么练习去锻炼、去培养、去修正、去追求。

　　坦白说，如果是刻意去追求才有的自信、勇气和力量，反而靠不住，最多只是一个额外的动作或行为。结束了，也就消失了。你可能还得一再地练习，才能勉强守住它。

　　然而，你彻底把自己找回来，一切正向的特质反而会跟着自然流露。

　　你会发现，不需要刻意去规划或多想，正是同一个力量，会带着你活过每一个瞬间。你该做什么，自然就做什么。你不再操心、烦恼，恐惧竟然已经消失，而你不知不觉已经开始采取行动。

　　过去意志消沉、满心忧郁的你，不知到哪里去了。接下来，你发现你竟然可以绕过头脑的运作，就好像不依赖"想"，而在你的身心创造出一套全新的路径。而你，透过每一个瞬间的行动，已经自然走出来了。

　　也许你会想起下页这张图所表达的，一个人是真正从心活出来的，不是靠脑。然而，是怎么走出来的，其实你不会再去回顾。你最多只是把自己的念头一再地落回到意识的原点。你只是用"全部生命系列"所讲的轻松简单的方法，一再地把注意力回到念头的上游，而不是进入念头的内容。你会发现，到头来，你是怎么走出来的，跟之前的"你"所认为的，是完全不一样的。

　　我会在接下来的练习中打开这个方法，但愿让你能够得到一个对照，而内心确信——这个方法，确实能带着你走这一生。无论再遇到怎样的危机，引发内心多大的恐惧，你已经知道，只要你愿意，随时可以走出来。

　　在这里，我只能为你再一次点出"全部生命"观点的独到之处。而这一点，对我个人而言，是再明白不过的。

　　无论你面对的是内心的脆弱、恐惧和痛苦、相对世界的考验，还是想在更深层面解开真实的谜，要想解开这一切，都是透过我们本来就有、又最自然的生理和头脑的运作机制去完成。甚至我敢大胆地说，这种方法是唯一一种可以帮助你化解任何人生问题和矛盾的方法。

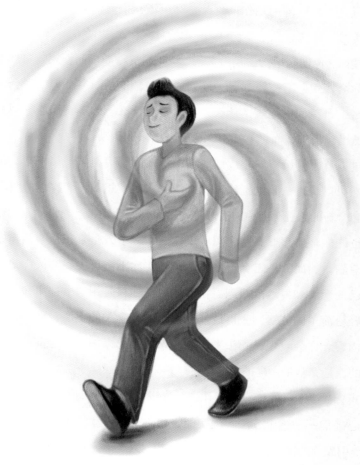

施智腾／绘 《时间的陷阱》

丰　盛

就连你面对丰盛的课题，希望这一生活得丰盛、活得心满意足，也是如此。

　　生命的丰盛，其实本来就有，并不需要你额外做什么去追求。如果真的需要"做"什么，也只是把你真正的自己找回来。

　　你找回自己真正的身份，也就自然活出丰盛。然而，活出丰盛的这个"谁"，和之前认定自己只是活在肉体的这个小小的"你"，已经不一样了。

练习：将任何念头，一再落回意识的原点

恐惧，是你我意识转变最好的切入点。恐惧或任何负面的情绪，本身就带来一种能量差。透过这里的练习，这种能量差反而成为你我意识转变的燃料。可以说——恐惧愈大，反而有愈大的转变力量。

只要你发现自己在萎缩、恐惧中，不需要分析萎缩和恐惧的前因后果与内容，而是马上做一个回转，问自己——谁在萎缩？谁在恐惧？为谁，有这个恐惧？为谁，有这个萎缩？

这时候，你自然会发现，有一个"我"在体会到萎缩，体会到恐惧，而接下来可以轻轻地问——那，我又是谁？

到这里，我相信你已经知道，这么问的重点并不是要你得到怎样的答案。这么问只是个提醒。提醒你什么？提醒你——我，最根源的我，其实不是这个肉体，不是这个可以局限、萎缩、恐惧的身心。最根源的我，是还没有恐惧前就有，恐惧后还是有。最根源的我，是永恒的。

这时候，你只需要轻轻松松把注意力带回呼吸。回到一进、一出，一进、一出。接下来，可以轻松地体会呼吸所带来的一种存在或存有的感受。

你不断地体会到这个感受。熟练了之后，你自然会发现这是一种欢喜的感受，你会宁愿停留在这里。

你愈来愈熟练，同样地，你会愈来愈灵敏。在恐惧发作前，你已经在做参的练习。甚至，你随时都可以透过参，停留在一种存在的感受。不知不觉，参的提醒，变成你一天最平常的事情。无论你在走路、讲话、办事，你都可

丰　盛

以轻松体会到这个存有的、存在的感受，跟眼前的事一点都没有冲突。

你不需要透过"想"，反而随时可以取得"动"，就好像是这个存在的"在"，帮你在做事、在想。不光对你眼前的事没有任何影响，你还能突然体会到什么是自在。

不知不觉，恐惧、萎缩、过去的悲伤和创伤变得很遥远，你自然会发现这样可以为你带来一天最大的欢喜和快乐，你随时选择进入它，让任何负面的念头没有机会来干涉你，更不用讲恐惧。

即使偶尔还有恐惧的念头和萎缩，甚至有时候踩不了刹车，你会发现你还是会随时进入这个练习，而恐惧对你不再有什么影响。你只是一时忘记练习，但一想起来，你就又把这个练习带回到心中。

在这一章，我是用恐惧的情绪作为练习的切入点。我相信你已经发现，任何习气，尤其是负面念头或情绪，正是一个很好的练习机会。

这个练习，真正的重点不是要把负面的习气改过来，而是利用它作为一个解脱或找回自己真正身份的机会。这个负面的习气消失，也只是一个顺便的结果。

这种心态是很重要的。你如果能守住这一生最大的目标——醒觉，其他的一切，自然都可以成为你的工具。这种心态的转变，本身带来一种完整的正向的路径，让我们随时期待进入它。

如果没有掌握这个心态，你再怎么练习，最多只是培养另一种竞争的状态，是用一个同样无常的路径取代另一个看来痛苦的路径。这种取代，本身其实是靠不住的。

换句话说，你如果能从人生的每一个角落都培养这个渴望醒觉的路径，这个路径本身自然会扩大，并稳定下来，成为你这一生最靠得住的机制。

你，从每一个角落都可以回到它。

20
只是没有抓到重点

我在这本书透过"全部生命"的观念，为你所做的解说，如果你可以接受，也自然会发现——真正的丰盛，跟"全部生命系列"过去所谈的一切，其实一点都没有矛盾。

你如果能够透过某个方法集中注意力，让头脑、身心随时活出同步和共振，这完全是好事，还可以为你反映生命最舒畅、最不费力、最根本的境界。你也会发现，反而是平时头脑不断起伏所带来的杂乱念头，才让你脱离了它。

你如果懂了这一点，其实可以用各式各样的方法，把身心带回到这种最源头的状态。

举例来说，你已经知道静坐的方法可以有数不完的变化，而古人也用"八万四千法门"来形容。过去，你可能会想问："哪一种静坐的方法是最高境界？"然而，你现在已经明白，无论哪一种静坐，到最后也只是让你的头脑得到休息或专注。这一点，确实是好事。

同样地，东方文化会教你要做善事、行菩萨道、服务瑜伽，西方人也鼓励你做慈善和公益，而希尔、华特斯透过推广吸引力法则，提醒你付出应该要比得到的多。我也试着透过前面几章把这些观念进一步深入。你从正向、感恩的练习，到清理与简化，再到给予和慷慨，自然会明白这些丰盛的特质本身都带来善意。

这些练习，都能让你回到共振。毕竟，人类和任何众生，本身离不开善意。你如果多做好事，多做善事，自然会让身心合一，回到最根本的频率，进一步回到第 12 章提到的——人间最基本的状态。

然而，我相信你也发现了唯一的差别——其实，人间的丰盛并不是"全部生命"的丰盛。

人间所强调的丰盛，包括财富、名气、地位、成就、突破、夫妻和谐、儿女孝顺、受人景仰、有才气、有魅力、到哪里都被人看得起、吃得开、完成多伟大的目标、有通天的本领、一生顺利好运、无病无痛、从重病找回健康、为后代留下福报、创造好的生态环境、为地球创造永续的未来、建立外太空的新基地……不管你怎么去归纳、去定义，这些丰盛最多只是反映人间一个狭窄的层面。你只要仔细观察就会发现，这样的丰盛只是从头脑延伸出来的期待。

不光如此，你可能还记得，我在《我：弄错身份的个案》中强调过——你透过这些种种的期待和观念，最多还只是继续强化你的个体性。而这个个体性，无论怎么分析，你到最后一定会发现是虚的、是假的，是不存在的，是一个幻想。无论你采用什么方法去追求，最多只是把你生命宝贵的能量浪费在一个虚的目标上。这么做，还会误导你自己，让你以为非要达成某个目标，才算是活出了丰盛。

你可能会问："那么，是这些方法有问题，是吗？"

我必须再次跟你说实话：其实，种种在人间追求丰盛、转变命运的方法，本身称不上是问题。它们只是没有抓到重点。真正的重点，其实只是——**人间的一切，和真实究竟有什么关系？**

只是没有抓到重点

如果错过了这个重点，你再怎么投入这些方法，都还是在真实的下游，在"果"的层面着手。你再怎么合一、同步，仍然没有解答"因"——**你生命的根源，是什么？**

到目前为止，你这一生可能有过的种种尝试和努力，也不过就像演员不断在戏里追求一个好的命或好的结果。你可能比谁都努力，甚至比前一分钟的自己还拼命，但是你却完全不知道——你在这一出戏里，再怎么追求，都没有用。你看不到剧本，不知道自己只是演员，甚至不知道这只是一场戏。你也不知道，在这出戏里，任何的追求到最后都没有一点代表性，也不可能让你学到什么。

我也要坦白告诉你，不光以个体性为基础的竞争心态是幻想，说到底，连创造心态都是幻想。想想，你在宁静或平安中，还会需要创造任何东西吗？说到底，真正无色无形的聪明（心）包括一切，它不需要创造任何东西来满足自己。哪怕你完成的是再大的工程、再高的突破，就连整个宇宙那种规模的创造，对它来说，都是多余的。

我这里讲的实话，只是透过"全部生命系列"带来的这些观念（然而，这其实不是新的观念，最多只是汇总过去大圣人的心得），加上我个人从体验出发的分享，希望为你建立一个基础，让你确实能找到生命的方向。但愿这样的基础，能够帮助你，让你衡量任何人间的方法。

倘若没有这个基础，恐怕你只要遇到一个"好"的方法，就会马上去追求，甚至会迷失了。到时候，不知道你还要迷路多久，才可能再找回正确的路。

但是在这里，站在"全部生命系列"为你建立的基础上，你只要随时在宁静的状态，就自然会发现——所有都变成一个工具。包括你的念头，都是工具。是什么的工具？在人间的层面，最多也只是让你这个肉体可以生存，可以满足基本需求的工具。

丰 盛

然而，我还是要提醒你，这种生存或基本的需求其实是很低的，比你想象或你认为需要的少得多。你不需要把这种基本需求放大成一种主要的追求，还让自己用尽一生去奋斗、去拼搏。

其实，在你追求意识转变的层面，就连这个肉体也可以是一种工具。你透过这个肉体的运作，也只是反过来让注意力可以随时回到相对意识的原点，回到大我，回到一种扩大的意识。

回到这个原点，使用的方式跟你在人间守住眼前的一个客体或目标是刚好颠倒的。你不再是把注意力往外找，而是要把注意力回到自己，回到这个注意力的起点。倘若没有这个肉体来对照，你其实也没有什么照明到自己或停留在大我可谈。

在这人间，你需要"做"的，只是不断地把注意力回到自己，照明到自己，你也就不知不觉会跟无限大的意识——绝对、心合并，被它融化。到这个时候，你才可能体会到——这个无限大的绝对才是唯一真实的体，是唯一的真实。

这些话，对你不再只是理论，而是事实。你会突然明白，真实从来不是你过去心中认为"有"的个体——"你"。

从我的角度来看，体会到这一点，才是你这一生最大的目的。

这样一来，你自然可以把全部注意力摆回到真正的自己，完成一趟没有回头路的旅程。你过去心中的负担，也许是想要、想得到、想成为什么，或可能是担心失去什么、害怕成为自己或别人眼中的失败者，这些埋藏在内心的恐惧也跟着完全消失了。

这时候，我要再重复一次——你自然会发现，心的力量比什么都大。心，会照顾身体。你这一生该做什么、该完成什么，自然会进行，完全不需要头脑去担心。

这种放下自然会为你带来过去没有体会过的欢喜和宁静。这时候，

只是没有抓到重点

你的生命才突然活起来。任何考虑和顾虑自然融合为一体，你全部的烦恼和担心也跟着消失，你也就自由起来了。

自由起来，你并不是全部都要失去，都要放掉。其实，这时候你反而可以完全享受每一个瞬间，自然会发现心跟物质没有矛盾，是两面一体——你该得什么、该完成什么、该进行什么目标，它还是会发生。但是，你已经发现，这一切没有一个"谁"在主导。

一切，好像是顺其自然。丰盛也是理所当然。

21

还有别的领域值得追寻吗？

我在这本书，试着从"丰盛"这个主题切入，先将过去相关的方法拿出来对照，接下来再从"全部生命"的角度为你解说。这么做，除了让你可以衡量自己的理解与意识状态，也有进一步整合的用意。

在这里，我指的整合，是意识谱的整合。也就是说，我透过这本书的比较与解说，帮助你更深入这一生最重要的一趟旅程。到最后，我希望能帮助你建立一生的信心和信仰，可以让你轻松地走下去，并且将这一生，甚至生生世世一直在等着你的最珍贵的宝藏找回来。

但是，也可能你读了这么多作品，心里仍然不安定，还可能觉得自己需要再去寻，再去找，再去比较，再去研究，再去多读几个不同的作品，看看还有没有其他好的法门可以进行。

尽管我一再地提醒，你可能还是会忘记——用相对的头脑、脑海里局限的观念，是不可能去衡量绝对的。再怎么去衡量，你衡量的重点可能还是错的，和绝对挨不到一点边。然而，尽管我一而再，再而三地提醒，你可能仍然舍不得不去延伸修行的幻想。

你可能还在观望着，在这人间，或许可能还有一些秘密是你会想知道或在等着你发现。这些秘密也许在一种气脉的层面，或是可能在哪一个物质的层面，让你舍不得不在这些层面上取得一点成就而告一段落。你可能还认为，哪一个新的宗教门派会带来某一种过去世人都不知道的秘法，可以让你找到一个新鲜的切入点去投入，而得到更大的成就。

你也可能遇到一位老师，认为他相当符合你的理想和期待，甚至认为他就是人间的救主。你可能不顾一切地投入，相当热情地宣传这位老师的优点，希望每一个人都能接受这位老师所传递的方法，认为最好所有人都能和你一起得到拯救。

当然，反过来，你也可能正在面对某一种法门，心里感觉不对劲而抱着质疑。更可能，你正面对某一位老师，相当慎重地用放大镜点点滴滴看他的行为，将他一举一动的重要性放大到不能再大。然后，你也许还很严肃地用你现在理解的程度，来投射这位老师的领悟状态，还会引经据典来下判断。你可能不光认真地一个一个判断，还进一步对这些法门或老师做一个排行榜，认为这种判断对自己、对别人都会有帮助。

甚至，你还可能想完成这一生的缺憾。也许，你还是希望能找到一位好的伴侣，或至少补足物质层面的安全感。要不然，你会觉得这一生好像不完整，让你总是觉得少了什么，总是感觉不对劲。

在人间的框架下，你会有这些追求和想法，都是可以理解的。毕竟这个世界是透过二元对立的机制所组合的，是透过"主体"和"客体"之间的互动、对立、比较、分别而建立的。只要你认为自己还缺什么，自然会将注意力集中在上面，希望从这个人生的缺口找到生命的解药，帮助自己从不完整回到完整。

只是，我还是必须跟你说实话——再强烈的追求，无论是财富、名气、地位、感情、享乐、学问、健康、修行……其实没有一项可以有任何代表性。

当然，你不需要因为明白了这一点，而开始自责甚至后悔。你也不需要为此看轻自己的能力、理解、成熟度和聪明。其实，你就是这么责备自己也没有用，不会让你离真实更近（当然也不会让你离真实更远）。无论你做或不做任何事，和你原本就有的整体一点关系都没有，也不会让你接下来的路变得顺或不顺。

反过来，你最多只是需要不断地回转到自己。用我的语言来说，就是你从眼前各式各样的客体走回主体，再走回更前面的主体，不知不觉回到"我"的根。

你会发现，一切过去曾经有过的观念，包括可以得到的互动、理解、知觉、或深或浅的意识和意义，全部都离不开一个假相的"我"。这个"我"，这个看起来既坚实又逼真的"我"，只是一团念头。我们再怎么费力从里面去找，也找不出一个实体可以称为是"我"。它其实只是一个虚的架构，唯一的功用也只是为你不断强化一个虚的现实。

你如果能轻轻松松把注意力回转到"我"的根——大我，自然会发现，任何领域的学问，无论是哲学、宗教、科学……其实跟我们可以彻底体会到的整体根本没有一点关系。不是透过哪一个比较新鲜、更吸引人的领域，你就会离真实更近。反过来，你也没办法离真实更远。

当然，你已经知道从相对到不了绝对。你也知道，这些话我其实重复了好多次。然而，最不可思议的是——你可能还是宁愿浪费生命里宝贵的能量，进入一个虚的境界，想在虚幻里面找出一条路，认为可以走向虚幻的终点。

只有走到最后，你可能累了，也走不动了，说不定你会突然体会到——是谁，还在找？是谁，还在质疑本来就有的一切？谁还想透过学习再深入另一个领域？谁，还放不过？

这时候，答案你已经都知道了。

既然已经知道，为什么还需要从别的地方继续消耗你的光阴？

还有别的领域值得追寻吗？

22
重新排列生命的价值

　　我们一路走下来，一起为你对照"全部生命"的观念和各种追求人间丰盛的方法。我相信，到现在你也已经体会到，人类确实是只选择了几种特定的价值在追求。最不可思议的是，我们绝大多数的人竟然愿意为了这些价值，送上这一生全部的注意力。

　　你已经看得出来，这些被认为值得追求的价值，最多也只是落在财富、地位、名声、圆满的关系、受人欢迎、有号召力、有才华……的范围。而且，这些价值里，财富还被认为是最优先的。正是这样，你才会看到那么多的作品在教人吸引财富、获得丰盛、带来成功。

　　我相信，你已经意识到这种趋势本身就反映了人类文明最重视的价值观——也就是认为需要让物质去延伸物质。你会明白，世人特别重视财富，也是因为透过财富，让人可以在这个基础上再延伸出更多更丰富的物质。

　　这种想法不是别人才有，是你从过去到现在也难免想用的。你和绝大多数的人会强调这一点，就是因为肯定这个身心是真的、是坚实的。你会认为这个身心的生存，不光需要饮食的滋养，还需要一个好的地方

　　　　　　　　　　　　　　　　　　　　　　　　　丰　盛

可以住、可以休息，要有一份好工作带来成就感，需要高级的衣服来打理形象，还要有好的对象、好的子女让你可以称这一生是好命，感觉自己这一生活得值得。

这一切，对过去的你来说是再理所当然不过。你可能告诉过自己：谁不想要？如果没有意外，你自然会很认真地去追求这些目标，把人生当作是一趟追求之旅，而把财富当作这趟旅程的燃料或基础。

当然，你或许会想反驳，甚至很诚恳地想要表白——其实，金钱对你并不重要。然而，我也要提醒你，你已经活在这个世界，已经认为这个身心是真的，为什么需要强调金钱对你不重要？对你，金钱的重要性，又有什么好否认的呢？

其实，问题不在于金钱对你重不重要，也不在于你该不该有钱，而是在这个观念的源头——**你到底知不知道真正的自己是谁？你是不是还把全部的自己都落在身体的局限，认为身体是全部，还要随时担心甚至改善它的生存或成长？**

到这里，你应该已经明白，去辩论财富、名气、地位、关系、才华、成就……究竟重不重要，对你根本是多余的讨论，完全不是重点。你也只是把自己的身份摆错了，才会想要探讨这个问题。

毕竟这种探讨再丰富、再深刻，反映的其实也只是错觉。你如果真心想找答案，那么，我们并不需要在错觉中着手，反倒是可以很单纯地回到错觉的源头——谁，还可能有这个错觉？你唯一需要做的，也只是回到这个最源头的"谁"，把你的注意力集中在人间这个最基本的主体。

你过去可能没想过，对你来说，真正的关键是回到这个最源头的主体，随时住在里面，而不是在头脑里反复衡量该不该追求丰盛。

坦白说，对丰盛的追求，只是你的脑海和人间数不清的种种观念中的一个。毕竟你有这个身体，认为这个身心是真的，自然会想要更多，希望过得更顺，想要透过丰盛来延伸自己。也因为如此，它带来的渴望和冲突，确实会比其他念头更强烈。

你一路接触"全部生命"的观念，到现在或许已经可以将自己对丰盛强烈的渴望转成练习的出发点。也许你还想追求人间的丰盛，可能还在挣扎该不该追求人间的丰盛，然而，这些追求和顾虑其实都不是问题。无论任何时候，对你来说，真正需要"做"的，只是随时试着产生一个提醒、反省，来追察——是谁，有这个丰盛的念头？

或是换个方向，你可以透过臣服，连对丰盛的渴望都交出来。让它来，也可以让它走。你知道自己对丰盛的渴望、对好命的期待，确实带来强烈的冲动和挣扎。但是，走到最后，你自然会明白，对好命的期待和其他种种的期待其实是一样的，最多也只是一个期待。任何期待都离不开欲望。你透过不断臣服，自然会发现，种种的期待和欲望会来，也会走，早晚会消失它自己。

到这里，你才有了不动摇的信仰。你知道，人生的重点不是要你把全部注意力摆在心中的欲望和目标——财富、地位、爱情、名气、享乐；也不是要你透过更高境界或更深刻的心想事成，将注意力集中到一个比这些目标更高的体（比如华特斯所说的无色无形的聪明）去满足欲望。

坦白说，你用这种方法，就算表面上好像是把欲望交出来了，但最后其实还是想要满足欲望。这么做，就好像在和最高的聪明讨价还价，想试试看能不能用"先交出来"来交换"后来的丰盛"。这，根本称不上是交出来。

现在，你应该已经意识到，即使表面上你在交出来，但只要有这样的目的，或认定应该这么做才符合心想事成的道理或任何一套道理，这种"交出来"一样还是在人间打转，只是在真实的下游或"果"的层面着手。这种"交出来"跟从来没有动过的因，也就是你的心，根本沾不上边。

你只要回想就会明白，我在"全部生命系列"所强调的参或臣服，其实没有人间的目的。参和臣服，没有任何帮你发财、改命、丰盛、成功，甚至开悟的出发点。如果要勉强讲一个出发点，最多只是让你把真正的自己找回来。

我在前面提过，感恩，也只是让你直接集中在"果"着手，而把起点、过程和最后的结果变成同一件事。一样地，透过臣服和参，你只是把人生最终的问题，在练习一开始就摆出来，等于是把这一生最终一定会浮现、可以说是最重要的问题——"我是谁"变成唯一值得你追求的，而且从一开始就走到这里。

其实，你这一生，完全是为了准备你追求或面对这一点。正是这样，我才会不断地从各种角度为你强调这两个最终练习的重要性。

重新排列生命的价值

23
把丰盛当作饵

你读到这里，可能自然有一种反应——发现好像又"上当"了。本来你可能期待，透过"丰盛"这个主题，我会把一些秘密转达出来，让你不光可以顺利度过这一生的考验，还可以从人间得到一般人所谓的丰盛。没想到，我用这个题目，竟然又把你带回到真实的门口。

你有这种反应，多多少少是对的。毕竟，对我个人而言，没有什么主题比真实更重要。

我担心的是，倘若你对真实一点都不了解，也不知道自己真正是谁，就想要转变这不知从何而来的命运，那么，你再怎么努力，也只能说是完全错过了真正的重点。从我的角度来看，一个人不知道自己真正是谁，却死心塌地去追求人生的目标、成就和丰盛，这才是真正的不可思议。

但话说回来，你假如彻底知道自己是谁，也充分了解什么叫做真实，这本身已经是最高的功德、最完整的福报，自然会为你带来天翻地覆的转变。不光是命运会改变，连你个人生命的点点滴滴也会跟着转变，而且是彻底转变。

针对这样的转变，我已经从各种可能的角度，透过"全部生命系列"

丰 盛

的书籍和音频、视频，希望把你带进来。甚至，我在各个作品里，不断交出一把又一把钥匙，但愿能帮助你走下去。

首先，我希望你还是要能认同，我们表面看来好像真的有的个体性，其实是虚构的。事实是没有一个东西或一个体（包括你）和整体是分离的。任何区分或隔离，都是不存在的错觉，都是你头脑的作业。

丰盛，本身其实是一个整体的观念。可以说，回到整体或一体，本身就是最大的丰盛。最不可思议的是，其实你本来就是它。你还没去找它之前，你已经就是它，已经就是丰盛。你只是透过这种隔离的假设，让你误以为自己和整体是分离的，甚至还想要回转到整体，希望透过整体再去取得一个无限大的丰盛。

其实，要找回你本来就有的丰盛，不是用任何练习或追求。反过来，你只需要把真正的自己找回来。找回来了，也自然解开了真实。你自然会发现，自己本来就是真实，从来没有离开过真相。你过去只是透过一个虚构的"我"，透过虚构的头脑所投射的因—果机制，才让你得到一个虚的前提——假设自己跟整体或丰盛是分离的，还需要反过来去追求。

我大胆地再往前推进一步。其实，即使你懂了这些，也没有用。"懂"毕竟还是逻辑和理性的一种运作，本身就需要你透过比较、隔离，加上一个框架才可以得到。最不可思议的是，懂了，本身反而让你领悟不到。

我指的领悟，只是你不透过头脑而可以体验到的。然而，所谓"不透过头脑而可以体验到的"也只是——**这个"我"根本不存在。透过"我"延伸出来的任何观念，包括对丰盛的期待本身也不存在。**

这些观念并不是你透过"我"可以想象或描述出来的，所以我才会不断地提醒你，透过这个头脑，你绝对跨不过身心，跳不进真实。最多，你只能老老实实把全部的注意力摆在相对意识的根源——"大我"。

前面也提过，你最多只能做到这样，也只需要做到这样。

你只要住在这个大我或人间最源头的主体，不断定在它，住在它，享受它，你自然会发现，这种住在或定在会愈来愈不费力。

它本来还是一种练习，是要你透过头脑的动（无论是参或臣服）才可以进行。但是没想到，继续做下去，你不知不觉完全被它吸引住。接下来，停留在大我，反而变成你生活中最理所当然的现象，可以让你完全不费力地进行。有意思的是，你愈是不费力地进行，它愈会变得更不费力。不知不觉，它成为最轻松的状态，让你随时定在它。

这种定，是你一天24小时都可以进行的，跟你眼前做什么、不做什么、宁静、不宁静、动、不动，再也没有什么关系。就好像你的注意力突然从一个客体转回到整体，接下来懒得让它再回到客体。

眼前的一个东西、一件事、一个念头，无论别人认为多么精彩、多么出众，对你来说，最多只是一个浅浅的印象。这个印象和整体随时在重叠。这种印象来了也会走。事情来，你处理完，它自然会消失。一个念头来了，你对它不感兴趣，它自然会离开，什么后果都没有。

对整体而言，什么影响都没有。

不知不觉，你会发现一天24小时可以体会到的种种都是平等的。你眼前的一个人，接下来也许看到的一个东西、一只动物、要处理的一件事、体会到的一个念头、喝的一杯水、回答一个问题——全部，都是一样的。这时候，一切对你只是一种电子信号，没有哪一个比较重要或比较不重要。

一切，都重叠在你真正的自己上。你可以随时停留在大我，停留在最根源的主体。一天下来，任何体验，再多体验，你发现都可以把它断掉。来了，你不去理它，它自然会断掉。又来了，你不跟着它走。它又会断掉。它本身再没有什么联结让你可谈或可追求的。

这样，你会突然体会到什么叫做平等心。你也会突然体会到，除了真正的自己（尽管你这时候可能还需要称它为大我），接下来没有什么

丰　盛

其他还有存在的价值。一切自然会来，也自然会消失。

这时候，你也会突然体会到什么叫做宁静。

不知不觉，你发现你全部的世界简化成一点。这一点，你最多只能称为大我，或人间最源头的主体。在这人间，你最多也只能走到这里。但是，也只需要走到这里。

走到这里，停留在这种状态，你自然会发现自己和眼前的事拉开了一个距离。你不会想在上面再取得一个意义或联结。你也就可以不断地回到当下。然而，你会突然发现——回到当下，最多也只是停留在大我。

随时停留在大我，你才会发现——没有一个观念需要联结起来。没有一个观念需要支持它自己。那么，一切也就不需要联结起来了。

任何观念都无法在你心中立足。你可能更进一步体会到，每个瞬间都是独立的，都是自由的，它和前面的瞬间、后面的瞬间，根本连不起来。联结的机制就是业力，你对它已经不感兴趣了。你不感兴趣，它也就没办法吸引你，更没办法折磨你。

卢岐暧 / 绘 《神圣的你》

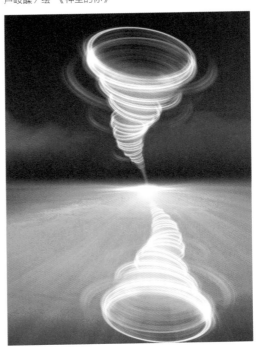

这时候，你在这个意识谱已经走到一个奇点。这个奇点最多也只是一个意识最高速的螺旋场，把你吸进去，愈转愈快，愈转愈深。至于转到哪里，对你已经不重要了。你只是停留在大我，不再注意到。然而，停留在大我，是你一天下来最自然的作业。它本身带来最大的休息、最高的欢喜、最轻松的心情。你没有理由不停留在它。

这张图，相信你已经很熟悉。你只是不断地住在它，住在大我，也就启动奇点的作用。你已经知道有一条通路，带着你跟一体接轨。但是，什么叫一体，什么叫接轨，对你已经不重要。你知道这只是透过头脑的聪明有的观念。对你来说，有最终的主体，有大我，轻轻松松停留在它，也就够了。

接下来，我只能这么说——你早晚一定会醒过来。然而，这种醒过来，不是靠你。醒过来的"你"，和前面还没有醒过来的"你"，已经是两个个体。甚至，要谈是"谁"在醒过来，这本身就是悖论。毕竟，没有一个"人"真正存在，更不用说还有"谁"可以醒过来。这种对照，本身还是一个大幻觉，是人类集体留下来的误解。

我敢大胆说，假如你听到前面的话，一点都不惊讶，还可以随时停留在人间最终的主体（大我），那么接下来，醒觉是不可能避免的，不可能不发生的。你想挡都挡不住。对你来说，只是早晚的事。就算是这一生不发生，早晚也会完成。但别忘了，去完成的，不是"你"，是它。是它，完成它自己。

你看到这些话，还可不可能在你心里造成矛盾？还是你已经觉得再熟悉不过，而现在充满着信心，明白它就是早晚的事情，早晚会发生。

不知道你能不能想象，我是等了这么久，才可以毫无负担地从心里自由流露出这些话，不再担心你懂或不懂。我心里也明白，我本来的任务是把你交给一位最好的老师。这个任务，也差不多快要完成了。

接下来，其实，没有接下来。只有这里。只有现在。

丰　盛

24
人生的黄金法则

你可能注意到，在前面提到的成功法则里，希尔是到最后才谈他认为最重要的黄金法则，而这个法则是他认为一个人要脱离悲惨、贫穷和欲望必须掌握的。这个黄金法则就是"待人如己"，你希望自己被怎么对待，就按这个方式去对待别人。这道理和《圣经》中"要爱人如己（《马太福音》22章39节）"是相通的，也可以说是儒家的"己所不欲，勿施于人"。

这些话，无论是谁说的，对你我都是很好的提醒。

然而，我相信你读到这里，可能已经有自己的一套体会，可能比这几句话的观念更为扩大。

你仔细观察就会发现人间所有的法则，无论是着重在修行、*sādhanā*（练习）或心想事成的练习，都有一个假设——强调你这个肉体（个体）有它独立存在的价值，认为你的身心要跟周围的环境保持和谐，才会有生存的能力和机会。

接下来，为了达到和谐，你当然要正向，并且落实这里所讲的"黄金法则"——对人仁慈、包容，不能亏待或欺负别人。你不只是在身体上不亏待、不欺负别人，就连语言、念头都要守住。你自然会发现，轻浮的语言、不好的念头，本身还是在强化你自己的区分、个体性和对立，和这种仁慈心、包容心是不符合的。

站在人间，透过你"认为身体是真的有"的假设，这些话当然是正确的。我过去也不断为自己、为别人重复这些观念。然而，到现在，你大概已经隐隐约约感觉到，就连这些鼓励的话，也还是一种比喻，是对一个还认为自己活在肉体和物质的人在说话。

其实，就像静坐一样，你练习"待人如己"的黄金法则，唯一的目的也只是把头脑净化，看可不可以让头脑落回心。心，也只是慈悲、包容、圆满。

其实，从心的角度来看，到处都是心，没有一个角落不是心。心是你的全部，是你的本质；心根本不在意你是不是还在区分好、坏、你、我。心更不可能去讲究任何追求，包括丰盛、慈悲、包容。

心本来就圆满，早就圆满。你还没有追求丰盛，心就已经是圆满的，不是靠你的追求，心才会圆满。

你来这一世之前，心老早就圆满。你走了，心还是圆满的。只是你透过这个身体没有接触过这样的圆满，才会认为这种表达是不可能的。

既然心是整体，是你的全部，再对你强调待人如己，也是多余的。无论你或我，对整体而言，其实称不上有一点实质。你要在这个不存在的剧本里，强调把样样当作平等的，对别人也平等，这本身还是在下游、在"果"的层面作业。这种强调，是站在一个错的假设才有的。就好像你在剧本里想安排自己再写一套剧本，以为这个在戏里写的新剧本可以真的去扭转或平衡剧情的走向。

但是，假如你突然有一天发现，你其实就是心，心就是你，根本从来没有分离过，你可能还记得——你就是你想找的一切答案，那么，你会发现根本不需要去强调这个黄金法则。它完全是理所当然的，而且是一个不费力的当然。毕竟，一切都是你。你根本不会动念、更不可能有本事来亏待自己，而且也亏待不了。

这一来，你最多只可能承担你的本质，活出心。你不是去想心，不是去理解心，只是活出心。你活出心，本来就是透过大慈悲、大爱、大欢喜、大正向、大诚恳、大信仰的动力来显化自己。

到这里，任何物质的追求对你可能已经不重要了。假如还可以讲有什么重要性，这种话最多只是在表达你的无明。这个无明，也只是反映过去的制约。这些制约，是透过生生世世的人生巩固在你头脑的路径里。

当然，这么一讲，你自然会发现其实没有一个实体叫做无明。无明，和黄金法则一样，本身也是虚的。谈无明、谈黄金法则，也只是你透过头脑在做一个区分，就好像还可以把无明跟醒觉拿来一起比较。

但是，在这里，你大概也已经发现——既然一切只有心，只有意识，是唯识，那么，什么又可以称为是无明呢？

练习：把自己的痛苦，作为祝福

有时候，人生的遭遇对身心造成很大的痛苦，带来一连串负面的念头，让我们在痛苦的时候很难踩刹车，更别说走出来。甚至，有时候看到周围的不公不义和痛苦，也会引发自己的萎缩，就好像是自己在受苦一样。

这时候，你会需要一点缓冲，让自己明白——

我所受到的痛苦，并不是个人的，而是反映所有生命的痛苦。

我的痛心，其实不光是我个人的痛心，还是所有人的痛心。

我失落，是为了全人类在失落，在流泪。

我在《神圣的你》中提过这样的观念，将个人的痛苦与牺牲献给每一位过去、现在、未来和你一样面对失落的人。就好像把自己的痛苦，当作是为人间承担，把这样的承担当作一个最高的供养。

这时候，你可以在内心做一个给予和祝福——但愿每个人都好，一切都好。

有时候，你可能承受得太多。无处可去的痛苦，只有在浴室里、个人的房间里才有机会释放出来。你也许是在睡眠中、在淋浴时，才有机会让全世界的痛苦通过你，流过去。你的泪水，是在帮别人释放同样的痛苦。你的痛心，也只是承担别人同样的痛心。

你可以用自己的话，表达为世人承受痛苦的心。这是一个人在痛苦中，可以为世界带来的最纯粹的安慰和奉献。

丰盛

渐渐地，你不再是为自己祈求，而是为别人祷告，为世间的痛苦祷告。你不再是为个人的痛苦寻找解答，而是先为所有生命的苦难请求安慰。

　　不知不觉，你个人的痛苦不再占据你全部的注意力。透过痛苦，你竟然有能力将祝福和安慰带给其他生命。

　　悄悄地，透过痛苦，你竟然已经活出心。

　　心，也只可能是慈悲、包容、圆满。

　　抱着这种态度，你会发现**待人如己，你希望自己被怎么对待，就按这个方式去对待别人**这个黄金法则是理所当然的。

　　熟练了，你也自然会发现，不光痛苦是虚的，连人间都是虚的。一切，是宁静，是合一。但是，这一次，你不是从理性和逻辑去发现它，而是发自内心的同意。因为，你已经活出来了。

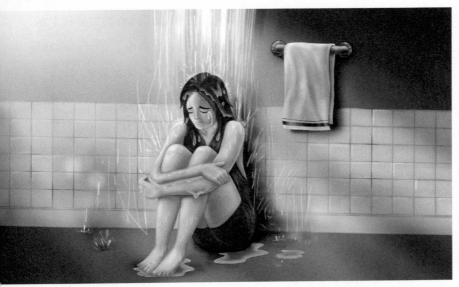

施智腾／绘　《不合理的快乐》

25

让自己，轻轻松松存在

我在前一章提到待人如己的黄金法则，也是提醒你，你如果愿意把自己的痛苦当作是为世人承担，甚至把别人的得救摆在自己之前，自然也会从困难走出来。你如果希望怎么被对待，先这么去待人。这么做，你就会逐渐看穿有"你"有"我"分别的错觉，而活出内心的力量和丰盛。

然而，还有另一个观念，可能比黄金法则更为基本。甚至，你如果活不出这个观念，也不可能做到前面的黄金法则。这个观念就是"让自己，轻轻松松存在"——**你对自己可以接受、可以理解、可以原谅、可以放过。你可以爱自己，可以完全接纳自己，让自己轻轻松松存在。**

这个观念很简单，但我明白，这对大多数人并不容易。

坦白说，我们一般人对自己的要求都比对别人更严格，看待自己的眼光也比看别人更苛刻。也许，你就像大多数的朋友一样，平时更容易去责备自己。你也许希望自己好，还要更好，也就不断地检讨，认为自己本来可以做得更好，认为自己刚刚、上次、以前没有到达应该有的水平，因此不断地陷入懊恼和后悔的心情，还为此感到失落，不断地自责。

这些不光是不需要，而且本身就是你烦恼和痛苦的来源。我在这里，也只能提醒你，首先，要懂得包容自己。

有一个功课，可能是你我都需要学习的。我们平时待人处世，总是会面对各种状况，需要处理事情，要面对人。然而，事情过去了，你已经处理完了，也就提醒自己——是不是可以放下。

那个处理事情的瞬间，已经过去了。你可以放过瞬间，放过自己，不需要再检讨——当初是不是可以做得更好，当初是不是多注意一点、用不同的做法，就可能会有不同的结果。即使面对不好的后果，你也不需要再去追究前面的起因。毕竟，任何追究到最后也只是不断后悔，而让人难以原谅自己。如果只是一再地这么打击自己，你还有多少心力可以做得更好？

当然，我可以理解，你一再地检讨自己，也不过是希望自己吸取教训，下次可以做得更好。然而，你如果能放下对自己的要求，放下各种"早知道"的懊恼和检讨，你就不用担心事情会做不好。相反地，少检讨、少虐待自己，你反而可以不再担心事后的责备，每次都能全心投入，这样不可能做得不好。

你如果能这么包容自己、善待自己，自然能活出最高的丰盛。你如果可以自在，无论在哪一个角落、哪一种场合，面对哪一种状况，都可以原谅自己、接受自己，可以轻轻松松让自己存在，这本身就会让你从心里感到快乐，能够随时带着正向的心情。你不光是自己心怀希望，而且还能够带给别人希望。

想想，这样的人，是不是连你也会想去接触？我们心里都明白，这样的人，自然会让人注意到，而且让人想跟他亲近。

我也常讲 Be as you are. 或是 Just be. 你最多只需要自在；在，也就够了。你现在的样子已经是刚刚好。你如果对自己感到满意，对自己本来的样子心满意足，很自然地，你会明白你现在的样子就是刚刚好，不

让自己，轻轻松松存在

需要多，也不需要少。

丰盛，最多也只是内外的平衡。假如你本来就是平衡的，本来就是圆满的，你其实完全是成熟的，是刚刚好的。该发生什么，你也就接受发生什么。你不需要再有一种弥补、改善、修正、追求或取得的观念。对你而言，一切该是什么，就是什么。这完全是理所当然。

其实，修行走到最后，也只是这样，你也只是自在活出你，活出你本来的样子。真实的你，是一点也追加不了，也减少不了的。最后，一切都是刚刚好。你，也是刚刚好。

你，只需要做你自己，自在地成为你本来的样子。你如果真正心满意足，知道自己是圆满，是完整的，也就自然能够该接受时接受，该付出时付出。你会随时自在，知道自己和一切都是刚刚好，明白自己本来如此，也只需要是如此。你什么都不缺，自然不会再有什么期待和需要。

这种明白，就像你内心完全是满足的，而你也自然会表达"我已经什么都不缺，一切已经是刚刚好"。到这时候，你才真正和宇宙达到平衡、和一体、和生命完全达到同步。

你本来就是完整的，本来就和宇宙完全达到平衡，没有什么别的会流进你，也没有什么你的会漏出去。你会包容生命，生命自然也包容你。你已经是圆满的，再加上圆满，最终也只是圆满。你没有什么东西可以去得，你也只可能活出丰富，你已经在丰盛之中。

至于"待人如己"的黄金法则，我相信你已经体会到，如果你真正自在，真正接受自己，就连黄金法则的提醒也是多余的。如果还在提醒你怎么待人如己，这种提醒只是在更后端的结果着手。然而，你如果完全接受自己，完全满足，也就自然会承担自己，自然跟整体和谐。那么，善待一切，对你只会是不费力的理所当然。

自在，轻轻松松让自己存在——这本身，其实也是最高的信仰。

丰 盛

你如果从内心完全满足，随时满足，就不再需要从任何别的东西得到满足和完整。你自然已经完全和生命同步和接轨，不再有什么需要追求、取得、期待、完成的。你原本就圆满，你本来的样子已经是最完美的状态。你不需要再多加一点一滴，来完成自己的完美。这一点，已经是最高的信仰。

　　自在，轻轻松松让自己存在——这本身，也是最高的丰盛。

　　你过去会认为要得到什么，要有一个动力来补充，才可以完成自己。但是，如果你已经是完整、是圆满的，和一体分不开的，那么还有什么可以来加持你？还有什么不好的要流出去才能完成你？这些变化，和真正的你并不在同一个层面。

　　可以流进来或流出去的，其实还是人间。你真正的满足、圆满和丰盛，是在一个更深的全部的层面。

　　你既然就是全部，和全部没有分开过，还有什么可以让你更满足、更丰盛？

让自己，轻轻松松存在

练习：接纳自己

接纳自己，完全接纳自己，可能是许多朋友最需要的一堂功课。这本身是你我要取得生命丰盛的基础。透过这样的心态，你就可以准备好接受丰盛。

早上醒来，你睁开眼睛第一个念头，就可以对自己说一些友善的话——谢谢！

你可以谢谢这个身体，谢谢这个身体为你服务的一切。

头发，谢谢！

头皮，谢谢！

额头，谢谢！

眉毛，谢谢！

眼睛，谢谢！

脸，谢谢！

耳朵，谢谢！

鼻子，谢谢！

嘴巴，谢谢！

舌头，谢谢！

下巴，谢谢！

脖子，谢谢！

肩膀，谢谢！

手臂，谢谢！

手肘，谢谢！

手指头，谢谢！

胸腔，谢谢！

在跳动的心脏，谢谢！

休息了一整晚的胃，谢谢！

这里，还有一点不舒服，谢谢！

肠子，谢谢！

肚子，谢谢！

膀胱，谢谢！

骨盆，谢谢！

大腿，谢谢！

膝盖，谢谢！

小腿，谢谢！

脚趾头，谢谢！

后脚跟，谢谢！

脚踝，谢谢！

脚底板，谢谢！

你可以从头到脚，一路扫描下来，遇到不舒服或生病的部位，对它特别感恩："谢谢你，为我承受了那么多。"接下来，你起床刷牙洗脸，看到镜子里的自己，也对自己说："谢谢！"

这是我们对身心的顶礼。

接下来一整天，你都可以提醒自己避开各种后悔的念头和表达。你已经知道"应该如何""早知道""假如……就好了"这些话都是后悔和自责，而你老早就不再需要。

一整天，你面对的一切，也只是不断地肯定自己"很棒，已经做到最好"。你不光是肯定"一切的发生，都是刚刚好"，更是肯定"我所做的一切，都是刚刚好"。

遇到任何事，包括表面上犯的错，你即使知道所有人都会认为你错，你仍然可以安慰自己"It's ok."。甚至，你可以更正式地加上自己的名字，就像面对面跟自己说话"（你的名字），It's ok. It's ok. 没有事。没有事。完全没有事。"

你需要做的，只是不断地这么对待自己、安慰自己、肯定自己、理解自己、原谅自己、接纳自己。

习惯了，你会发现，在不知不觉中，你所做的一切，自己都可以接受，都可以肯定，都可以理解。你自然轻轻松松让自己存在，不再需要随时不放心，不再需要随时担心犯错，不再需要随时觉得自己窝囊。你知道，你完全可以轻轻松松地存在。

这个练习，就是这么简单。

一有负面的念头，例如你发现自己又开始责备自己，试试看，可不可以对这种责备踩个刹车，不要让自己再怪自己，而是反过来对自己说"It's ok. It's ok. 没有事，我已经做到最好了。没有事，一切都是刚刚好。宇宙的一切都是刚刚好，没有什么还可以更好。我也只是这个宇宙的一部分。我也已经是刚刚好。"

不断练习下去，你会愈来愈体会到你和整体从来没有分开过。既然整体一切都是刚刚好，不可能有哪个地方不对劲，那么，你也是一样的。你会从心里明白——你不会有什么地方不对劲，你不会有什么地方需要被认为是缺点，还需要去修正。

　　继续做下去，让这些话成为你每天的基础，就像呼吸、吃饭一样重要。

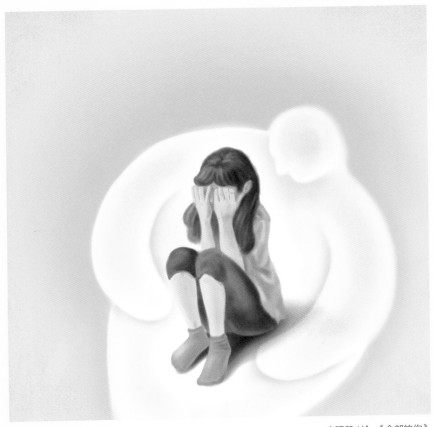

李研慧 / 绘 《全部的你》

让自己，轻轻松松存在

不知不觉中，你可以很自在，可以完全接受自己本来的样子。你没有什么不完美需要修正，更不需要变成别的样子，不需要羡慕更完美的偶像，也不需要追求更高的目标。

这么说，你也自然会发现，友善对待别人，也是友善对待自己。这两者，本身其实是同一件事，是两面一体。你无论在哪里，都会发现可以完全接受自己。你也会发现，周遭和自己完全没有隔离。你只会善待自己，善待周遭，善待生命，而生命也不可能不善待你。

26
失落所含的丰盛

其实，我写这本书还有另外一个目的。

就在这段时间，我所接触到的朋友无论年轻、年长、是男、是女、是怎样的专业或背景，都让我感受到一个共同点。这个共同点，就是很深的失落、很重的创伤。

这些朋友也许遇到了感情的挫折、婚姻破裂、亲人离开、合伙陷入纠纷、被背叛、很大的财务损失、事业失败、被人诬赖、生病、忧郁、退化……不只如此，我也体会到，地球变化的速度似乎愈来愈快，对立的气氛也愈来愈强烈。这样的环境好像随时在加速、在放大个人的失落，让失落的打击和创伤几乎是无法忍受的。

我想，或许你也有类似的遭遇。

正是这样，才让我们相遇。

你可能还记得，我过去不断地提——失落，尤其是大的失落，其实是一种恩典。透过重大的失落，才会让你想要反省而有机会接触到"全部生命系列"所表达的。反过来讲，如果你这一生都很顺利，甚至想要什么，就有什么，那么，你大概会觉得这里所讲的一切都很遥远，不认为跟自己有什么关系。

这些话，我相信你过去都听过。然而，到了这个时候，你才发现一点都没有夸大，你个人的情况确实就是如此。正是这样，你才那么急切地希望能走出一条路。

正是为了这样的你，我才写下"全部生命系列"，包括这一本《丰盛》。

当然，现在的你可能认为"丰盛"离你很远，是你根本不敢奢求的。毕竟，你现在面对的可能是别人想不到的痛苦、打击和绝望。这种惨淡的处境，能有什么丰盛好谈？甚至，你可能已经气馁到一个地步，心想——这辈子，丰盛这种境界，估计要让给别人享受了。对你来说，这一生只是找到一条出路，看能不能把人生的漏洞给填满，给补起来。平安无事，就好。

我完全可以体会你的感受，也明白你为什么这么想。然而，我还是要提醒你——《丰盛》这本书正是为你写的，而不是为了在顺境中还期待更多财富、名气、地位、享乐的人而写的。

也许，就是现在，你可能认为自己跌落到人生的谷底，处处都是伤，心里只有痛，只有沉重，只剩下负担，只留下绝望。你一整夜没办法合眼，即使睡着了，也没有停过噩梦。有时候，你还可能会有"干脆结束一切"的念头。然而，正是在这样的时间点，你可以用上这本书所讲的一切。

我在第 19 章（不再恐惧）提到的练习，用最轻松的方式，从任何负面的念头和情绪回到意识的原点，回到大我。在这里，也是一样的。

当然，你在人生最低潮的时候，心里最疲惫的时候，或许只能勉强集中注意力，还没办法体会到什么是前面所谈的大我，还感受不到真正的自己。尽管如此，也没有关系，让我们一起先把注意力集中，集中在随时都有、你从来不会失落的呼吸。

练习：吸气、吐气，体会"我—在"

你只要简简单单守住呼吸，随着呼吸的进出，在心里默念"我—在"。做熟练了，你自然会从呼吸的进出，再进出，再再进出，慢慢体会到"我—在"的感受，体会到什么叫做"在"。

这种感受，可能变得愈来愈微细，但是，你开始能随时体会到一种存在、存有、活着的感觉。从这种感受，一步一步，你慢慢可以体会到"我"的源头。你自然会发现愈来愈不费力就可以停留在这个源头，可以住在它、定在它。

如果你练习对了，停留在它，不光是不费力，更会带来一种放松、一种舒服。甚至，无论白天晚上，无论你在忙什么或不忙什么，它好像随时在等着你去找它，去把它带回来。

这么一来，不知不觉，你的兴趣和注意力也就自然集中在上面。即使有烦恼浮出来，你知道了，也只是马上把自己带回到这个状态。甚至，夜深人静时，被噩梦吓醒，你还是可以随时回到这个状态。

你或许会认为自己应该赶快振作，把注意力集中到一个目标或动力，让你从眼前的困境走出来。确实，有时候这么做也可以。你如果能够一心一意守住一个想达到的目标，自然会让你得到一种注意力的合一，而减轻烦恼。

但是，假如你已经熟练了"我—在"的练习，自然会发现"我—在"的力量，远远大于守住任何其他客体或目标。毕竟，你配合呼吸做"我—在"的练习，所守住的客体其实就是自己。换句话说，也就是自己守住自己，守住人间最基本、最源头的主体。而且，这个最基本的主体不需要和别的客体、别的观念建立联结，反而让你比较容易集中注意力，不会让心思散落到其他地方。

反过来，如果你是把注意力摆在一个下游的客体——也许是某个现象、某个状态、某个人，或者是某个你在人间想要达到的目标，这么做，就像是让你拿注意力去瞄准一个随时会消失的点，不光不稳定，而且还比较费力。即使你能守住一段时间，得到短暂的合一，然而，一旦这个不稳定的联结消失，你也就失去了合一。

再换一个角度来说，任何客体或目标，一透过联结，对你也就产生了意义，头脑自然会开始运作。这样一来，不光是你守住它会比较费力，同时也带着一种紧张感，一种张力。你一放松下来，头脑就立即产生杂念，而你的注意力也就跟着跑到别的地方去了。

比起守住一个外在的目标，你透过"我—在"让注意力轻轻松松守住这个最源头的主体，反而会带来一种放松、扩大的感受。即使你不去刻意守住，这种放松和扩大感还是会持续一段时间。这种舒畅的感受，不光是让你的念头降下来，还有一种净化的效果，让你落回真实的层面。

你只要做这个练习，而且也只需要做这么简单的练习。熟练了，

丰　盛

你会发现，原本心中满满都是负面的念头、伤痛和萎缩，老是心里发慌，觉得不踏实，这也不敢做，那也不想做，甚至到动弹不得的地步，而现在你心里开始出现一个空间，你的情绪已经自然转到一种正向或至少中性的层面。不知不觉，你自然找到勇气，恢复自信，重新得到信仰。

你其实什么都没有做——没有计划、没有目标、没有锻炼、没有追求。你什么额外的功课都没有做，只是一心一意把注意力摆在最源头的自己。这一切，就是这么简单。做下去，你自然可以快乐起来，恢复活力，可以重新把注意力集中到眼前点点滴滴的每一个瞬间，不再迷失在念头和头脑的境界里。

过去，你心里的恐慌、失落、悲伤、种种负面情绪的包袱太重太大，让你应付不来，让你面对一切都消极，都提不起劲——你也想行动，也想改变，但是，就是动不起来。别人可能不明白，但你自己很清楚，不是你不想改变，而是你做不了。

这些话，我知道别人可能听不懂，但是你会懂，因为这是你可能的经历。

然而，你用这里所讲的简单的练习练下去，你并没有做一个很大的变更，也没有要求自己马上采取行动，你只是无论有怎样的念头、怎样的感情、怎样的想法，都只是透过呼吸，透过"我—在"不断回到意识的原点，回到大我。自然而然，你也就回到眼前的每一个瞬间。

其实，生命的根源，本来就是现在的瞬间。接下来，透过每一个瞬间，你开始得到一些启发，让你知道该做什么，你也就自然去做什么。你反而不再需要像往常一样去规划、去操心。就好像你该做的，本来就是最自然的一部分。

而且，一回到平常充满念头的状态，你会发现这些启示或灵感反而会踩刹车。就好像你透过过分的顾虑，又把自己给冻结了起来。

　　然而，不用担心，你已经知道怎么带自己走出来——你只要回到"我—在"的练习，轻轻松松地练习，不知不觉，你已经为自己设立了一个正向的路径。透过这个正向的路径，你随时可以回到瞬间，接下来让瞬间带着你走下去。

　　这么一来，你明明没有做任何规划，命却已经转变了。至于这些改变是怎么发生的，你不用再多想。会转变到哪里，你也没有什么好期待。你知道的也只是你已经从原本失落的状态为自己找到一个最好的出路。

　　我希望你试试看，是不是可以对自己有耐心，轻松活出这几句话。你要做的，只是透过呼吸，透过"我—在"的练习，一再回到意识的原点，回到瞬间。

　　就只是这样，你自然会感觉到自己好像得到了最大的休息，重新恢复了动力。你发现自己不再犹豫，不再迟疑，该做什么，自然去做。从一种被动的状态，自然转到积极、主动。然而，你可能想不到，这个采取主动的竟然已经不是你过去的小我，不是过去那个充满念头和顾虑的"你"。

　　你会发现，就是透过这么简单的方法，尽管并不带着改变的动机，但你反而自然回到瞬间。你也会发现自己自然得到动力，可以开始行动。但这一切，不是你刻意去想出来的。其实，你在低潮的时候也想不出来。那时，你还在一种悲观、局限的状态，可能连转变都不敢想象。

　　"我—在"的练习，为你带来一种勇气，不是从你的头脑可以带出来的。因此，我才会对你说，对人生，千万不要放弃。面对再大的难关，你要做的只是把自己轻轻松松带回到意识的源头。你只是把生命交出来，交给这样的信仰。一切，自然跟着走下去。

就这么简单，你自然会发现可以为别人带来一股力量、一束光明。这一切，只是点点滴滴透过你——你说什么、做什么、表达什么，而让周围的人收到了光明。当然，这光明更是照亮了你自己。从人生绝望的黑洞里，你已经得到一种重新的整顿，可以发现人生更深的意义，再一次找到人生的希望。

　　你会重新发现这个希望，不是为了在这个人生得到什么或完成什么目标。这种希望，对你来说，已经不重要了。你好像已经从人生最深最黑的洞爬了出来。你又重新看到了阳光，感受到空气里新鲜的气息。你，好像已经重生在一个全新的世界。

　　这种经历会让你点点滴滴都珍惜，而且珍惜到底。

　　眼前再有什么困难，对你好像已经不再那么重要，不再有那么强烈的打击。如果过去再大的难关，你都已经度过，那么，还有什么可以打倒你？别人想要财富，你只想要平安。别人想要地位，你只想停留在欢喜。别人想要出名，你只希望服务。到这里，你的价值观念，已经和别人截然不同。

　　你没有去追求物质，也没有期待，想不到命运竟然开始转变。你已经老早活出丰盛，只是别人不见得知道。你也不会觉得需要跟任何人说明。你只是自由起来，度过这一生。但是，是谁在度过，你不再追究，也不会再去计较。

　　你只是随时在感恩，随时在臣服，随时在祷告。然而，你发现你没有任何仪式，感恩、臣服、祷告已经成为你生命的基础，是你随时在做的。

　　更不可思议的是，就那么简单，你只是一心一意把注意力回到自己，你竟然发现这是你一生所需要的，就好像心中本来有一股力量、一种聪明完全理解你，而一切都帮你安排得刚刚好。即使没有安排得刚刚好，

失落所含的丰盛

你也已经老早不在意了。

到这里，你充满了信仰，你也只能往前走。走到哪里，就是哪里。这种信仰，不是学来的，而是从内心最深处自然发出来的。

对你来说，只是一心一意把注意力回到自己。其他的，其实你也没有再刻意去做。你不需要再期待什么结果。你竟然会发现，一切顺其自然，反而就是最好的安排。

你也会再一次发现，这本书，其实就是为你写的。

丰　盛

27
是心的启发，而不是脑的动机

有了信仰，你自然也跟生命接轨了。

你与生命接轨，真正结合在心，你自然也会发现——人间所谈的法，全部的法，包括这本书一开始所谈的吸引力法则、成功法则、富足的科学，乃至于各种追求丰盛和好命的方法，对你而言，与事实都是颠倒的。

到这里，如果还要谈一个目标或目的，其实，你这一生更大的目的是把自己找回来。活出这个更大的蓝图，才是真正的丰盛。

你真正重视的价值，不再落在相对范围里变化无常的高低起伏和各种现象，而是无限而永恒的绝对。

面对人间的一切，你不再需要任何动机来激励自己，更不需要刻意设想什么策略、实现什么、有什么钱财、物质、成就。什么都不需要，你反而发现自己可以随时从心里得到启发，得到灵感。

如果你还有一个目标的观念，那么，只能说你的目标已经扩大到无限，"目标"变成了"愿"，甚至成为你一生的"使命"。这种状态可以说你的目标已经大到一个地步，不再落在人间的层面。正是这样，我才会用"愿"这个字来表达。

有了这样的"愿"，你自然而然会理解这本书前面所谈的集体的聪明。你不光可以和这种聪明同步，更随时充满了这最高的祝福。就是这样，人间没有任何现象可以把你带走，让你分心，让你好像还克服不了。

无论遇到什么困难，你都可以走过去。在别人的眼中，也许还会觉得你要面对种种的难关、挑战，甚至很大的牺牲与痛苦，但这些对你而言，其实称不上是什么真正的困难或牺牲，最多只能称作表面上的困境。面对这一切，你随时有所启发。你不只是自己充满灵感，还能为周围的人启发眼界和希望。

生命随时为你带来最深的启示和灵感，让你克服表面一重又一重的难关。对你来说，不光是物质层面的需求已经降到最低，而且你早就不再有物质或灵性的区别。一切，都是来自更深的内心，和头脑的种种目标、动机、策略、诀窍没有一点关系。

或者说，你已经从身到心到灵完全一致，彻底和一体接轨。你随时得到启发，活出整体的丰盛。这样的启示与灵感，自然跟生命最高的价值结合，本身有着一个无限大的动力，带你度过一切。

活出整体的丰盛，让你随时尝到一种"回家"的滋味。活出这种状态，你也就活出"回家"的欢喜。

正是这样，你随时都会期待。

倘若不是如此，倘若你还要依赖吸引力法则、成功法则、富足的科学，那么你不光要先找出一个目标，还要随时注意守住它，更要为自己找出一个动机来激励自己。不光是过程费力，即使可以达到目标，也只是短暂的满足。

反过来，如果你从一早醒来到晚上睡前，都能活在这更高的层面，你会发现，任何从心流出来的灵感，不光本身不费力，而且它带来的启示是永恒的。

丰　盛

不费力，从心启发的灵感，不断地修正自己，加持自己，回转到自己。就好像这种更深的启示，带着你活过这一生，而不是让你费力地去追求它。

坦白讲，其实你也追求不来。

你只是活出最深的爱、最高的服务、最深的灵感，在每一个瞬间，活出喜悦和光明。

28
生命的祷告

我在这里，想为你再一次提到祷告的练习。

现在，你可能已经明白，真正的祷告，完全不是一般有所求、期待心想事成的祷告。你也可能希望我能再次用"全部生命"的观念，为你做一个整合。

我也曾经在《神圣的你》以及各种分享的场合，带着大家一起祷告。从我的角度，祷告是接受一切，不是为了达到什么目的。祷告，可以说只是一种肯定、感恩的功课。

如果你可以为了感恩而感恩，哪怕你在物质层面什么都没有，但你的心自然是满足的，你的生命也肯定是丰盛的。

祷告，其实是为了声明这一点。

祷告，其实是跟真正的自己、跟绝对，在接轨、在交流、在对话。

可以说，祷告是让你绕过头脑运作最直接的方法。然而，假如你是为了追求什么，带着一个目的在祷告，那么，你其实并没有绕过头脑。你最多还是落在头脑的境界，甚至还透过你的祷告在肯定、强化一个本来不存在的"个体性"。

你应该已经明白，透过祷告，最多只是肯定一体。你也知道，一体其实从来没有跟你分开过。透过祷告或肯定，你只是在做个反省——接下来，但愿活出一体，而不是在物质层面继续追求。

活出一体，尽管你心中已经没有什么可求的，但你其实明白，自己所需要的一切，生命都会照顾你，都会安排。这些需求，不再是你透过过去的小我所指定的，反而是一个更大的聪明在主导。

你的祷告只是在肯定——肯定你本来就有的状态。这个状态既完美又完整，是你还没有祷告前已经有的，祷告后还是有的。

不知不觉中，你的祷告最多也只是在表达感恩。然而，你的感恩不需要透过语言、文字、念头来描述。

你如果随时活在感恩，其实也就随时在祷告。感恩本身，就是最高的丰盛。

你会明白，丰盛只是这种没有条件的境界，不会动摇的信仰，无限大的善意，不理性的勇气，没有索求的聪明。

这么说，你的祷告只是反映自己的领悟，而这种领悟，不是用语言或是念头可以表达的。你的祷告，也自然会进入沉默。沉默，你自然活出最高的信仰。

我在这里谈的信仰，不只是一般的自信和信心。一般人强调的自信和信心还是从"我"、从"有"出发，好像还要从"我"认为一切都是完美，到头来还是强化自己的身份。虽然，一个人如果信心够大，多多少少也会让"我"扩大、放松，但这种信心还是需要一个对象、一个目标让"我"去相信。坦白说，还是离不开"动"，离不开"有"。

然而，真正的信仰，不是从"我"在看一切，而是从全部看自己，从真正的自己，看真正的自己。它不需要一个对象、一个目标才能信仰。彻底的信仰，跟这一生的发生、人间的变化没有任何关系，最多只是无条件的肯定真实。

　　真心的信仰，只是臣服，是承认这个身心的"作者"从来没有存在过，是把自己完全交出来。

　　祷告，最多也只是符合这个道理。

　　真正的祷告，其实没有"谁"在祷告，是祷告来祷告自己。

29
真正的丰盛

无论你是从哪个角度切入，也许是个人的失落、也许是生命意义的追求，走到这里，我相信，你对生命的要求与期待，已经和过去有很大的不同。甚至，你对真实或真相的认识，和过去比较，也已经是颠倒的。

到这里，你可能早就发现，其实，我在"全部生命系列"所谈的修行，包括丰盛，只是对真实做一个充分的领悟。然而，这种领悟不是透过头脑的机制可以得到的。甚至，是要你绕过头脑才可以领悟的。

表面上，这种说法会为你带来一种矛盾。毕竟，你读过、听过的任何领悟，还是透过脑的过滤，才可以用语言或念头表达出来。你会想问——假如突然不用脑的机制来领悟，那么，它又怎么变成可以谈的经验？

我也只能坦白回答你，这样的疑惑，可能会是你这一生最大的悖论，而且是头脑不可能了解或接受的。

当然，你不会这么容易放弃，毕竟修行、丰盛对你是那么重要的主题。你可能还是会继续追问下去——好吧，如果透过头脑领悟不到，那么，不透过头脑可以领悟到的，又是什么？

你问的同时，大概没有意识到，这个问题本身就是一种矛盾。真实，既然不可能透过头脑来体会，当然也无法用头脑来描述、来表达。正是因为如此，我过去才会不断地说，**真实，只能由你活出来，不是让你去理解**。假如勉强要用语言来表达，也只是你不透过头脑，只可能领悟到"**头脑或一切（包括世界、人间、你我）根本不存在**"。

你过去认为是真实的一切，其实只是从没办法表达的整体延伸出来的一个虚构的现象。这个有生有死的虚构的现象，只是随时重叠在整体上的影子。对整体说不上有什么代表性。更遗憾的是，透过这个虚的影子，你再怎么去理解，也没办法领悟到什么是整体。

我相信你读到这里才明白，我为什么总说这是我们这一生最大的悖论。但是，尽管你心里明白，你的头脑还是一样很难理解这些话，难免对人生还要有一个丰盛的观念。

没有错，丰盛这个观念本身就符合头脑运作的机制——不断想捕捉什么，而且是捕捉得愈多愈好。你会有这样的期望，当然是合理的。毕竟你始终是用这个捕捉的机制在建立人间，当然会有些东西被你认为重要，会让你认为累积愈多愈好。这种多、这种丰盛、这种顺利，无论是谁都会期待。

即使你远离世俗，哪怕你是一个专修了几十年的修行人，对你来说，还是一样有一个丰盛、顺利的观念——也许是解决生存的基本需求，接下来可以得到。然而，这样的观念，一样离不开我前面所讲的错觉，只是继续延伸你的个体性，滋长虚构的二元对立的机制。

这一点，值得你我每一个人去反思，我才会用丰盛这个主题想要帮助你整合。尽管如此，我同时也要提醒你，其实不需要反思太多。事实是，你再怎么反思，也没有用。别忘了，你的任何反思，还是透过念头在运作，而不会反思到真实。

反过来，"全部生命系列"所讲的其实很单纯。它最优雅的独到之处，也只是轻轻松松带着你，带着每一个人，回到人间最基本的原点。这是你透过目前的聪明或意识就可以做到的——**把全部的注意力带回到大我，回到这个最根本的主体。**

或许我再怎么提醒，可能都还不够——其实，你只需要做到这一点。而且，你也只可能做到这一点。接下来，一切顺其自然。

一切顺其自然，不知不觉，你可能会突然发现你的注意力从一个小小的体落回到整体。而这个整体，可能就是你所想找的真实。你会突然明白，原来真实根本不是靠你费力或刻意去寻找的。真实，也只是真实，本来就是你。

原来如此，原来只是如此。

当初，你再怎么用心、费力，也还是在反映人间和头脑的机制，而跟真实没有一点关系。你怎么也没想到，到最后，这个注意力的移动，不光是完全不费力，不光是突然，而且跟"你"一点关系都没有，完全不是你可以主导的。

最后，讲得更透彻一点，不是"你"在领悟，反过来，是一体"借用"你这个身心来领悟到它自己。

你走到这里，也就自然明白——这才是我透过"全部生命系列"想转达的。

对你来说，丰盛只是一种从整体自然流出来的特质。你不需要再刻意去追求。你只要老老实实把真正的自己找回来，也就自然活出最高的丰盛。

这样的丰盛，是一般人想不到的状态。那是一生又一生，一世又一世，一直在等着你的丰盛。

假如你随时可以停留在这样的丰盛，那么，我也只能恭喜你。

30
最后，还只是丰盛

无论你是从追求丰盛、想要疗愈、希望改变命运，还是从追求生命的意义走到这里，早晚，你都会醒过来。而且，是不可能不醒过来的。

然而，你可能现在会想问——醒过来后，对你来说，这个世界又是如何？它会消失吗？丰盛对你又要怎么解释？

哪怕已经跟着"全部生命系列"一路走到这里，我们每一个人，包括你，可能还是会随时忘记：**只要我们还认为这个世界是真的，有"我"存在——不光"我"存在，"我"还要面对所安排的命运，那么，这个世界对我们还是无常的。**

你应该已经知道，这世界既然是站在一个不可靠的"我"之上建立的，到头来，它难免只是一场幻觉、一出戏剧、一个头脑的产物。这样的世界会出现，当然也会消失，对整体其实没有任何影响，也不可能还有什么代表性。

在整体，这个世界只是数不清的可能性里的一个小小的可能，只是刚好被你的五官守住因而好像显化了出来，更好像变成你的唯一。

你有时也可能感慨，这种唯一是多么不理性！即使你落入无梦的深

丰　盛

睡时，它连个影子都没有，但只要你一睡醒，它就突然变得再坚实不过，让你认为不可能不是真的。

当然，你现在也知道，这就是你的五官和头脑带来的作用。而你透过五官认为真的有的外在，对整体来说，反而完全是虚幻的。甚至，任何一点存在，只要你认为是客观的，或是可以用你的逻辑或聪明去框架起来的，都完全是从一种主观的意识延伸出来的，其实一点都不客观。

无论如何，你跟着"全部生命系列"一起走到这里，应该已经有这样的自信——早晚有一天，或谁晓得哪一辈子，你可能也就突然醒过来了。

只是，你怎么想也想不到——醒过来后，对你来说，这本来无常的世界，反而样样都变成真的。

怎么说？

醒过来，你透过任何角落，会看到什么？你所看到的，最多也只是自己。醒过来，你只是体会到自己、反照到自己、重叠到自己。毕竟，唯一真实存在的，只是自己——**一体、心、你**。

你现在总觉得还有一个"你"，有一个"我"，只是理论上知道你我都是一体。没想到，醒过来后，你已经没有什么整体、一体、个体、"你""我"可以分别的。全部，都是自己。然而，这个自己，跟以前的小小的"你"已经完全不相关。

不过，就连这么说都不正确。你醒过来，自然会发现，即使过去这个小小的"你"，都是自己。任何你可以体验的客体，包括这个世界，还是自己。你从最小的一个分子，一直到最广阔的宇宙，其实最多还是体会到自己。

你本来可能还重视丰盛的观念，到这里，人间的丰盛对你已经失去意义。毕竟，一切都是自己，那么还有什么其他的会让你想取得？当然，醒过来，你可能还在为别人服务、做事，表面上，从别人的眼光看来，你可能还会得到什么或失去什么。然而，对你来说，其实并没有一个"谁"

最后，还只是丰盛

在做，也没有"谁"可以失去或得到。

醒过来，突然，你不需要别人解释，也自然会领悟到，这个自己，又只是爱、宁静、欢喜、平等——丰盛。

这一切，是多么不可思议。但是，就连不可思议都还是多余的表达。

你是整体，是全部。全部都是你，而你和你和你之间没有落差，不可能产生一个梯度让意识可以流回或流向哪里。

你也才真正明白——其实，你根本没办法去理解你的本性。"理解"是需要透过主体和客体的隔离与动力，才能得出一种分辨、一种意思，而让你透过五官和头脑的作用可以体验到的。然而，你已经是整体，是全部。全部都是你，没有什么其他的体或"东西"还可以或需要理解。最多，也只是爱、宁静、欢喜、丰盛、平等。这些特质本来就是你我的本质，从来没有离开过你。

醒过来，你自然明白为什么好像是一生又一生，一世又一世，包括这辈子都在不断期待回到爱、宁静、欢喜、平等、丰盛。说到底，这些本质本来就是你。

这些话，你老早就听我重复过一次又一次，甚至你可能会惊讶，我怎么可能一再地重复，而每一次都像第一次告诉你一样。

到现在，我相信你对这些话的体会和过去已经完全不一样。

你可能到这里才真正进一步明白——这些本质本来就不能用你的头脑去框架，甚至只要你一用头脑去理解或取得，它们就失掉了绝对的地位，反而落到头脑延伸出来的一个很狭窄的角落。然而，你不需要去理解，你只是承担它们，承担你本来就有的——你自然也就活出它们了。

当然，这些话你也听我说过。但我很有把握，这一次你的体会已经截然不同。

丰盛也是如此。你醒过来，既然已经发现谁才是生命的主宰，你根本不会需要追求或想得到什么东西。过去的你想得到的，你已经知道一点都不重要，甚至你明白跟你真正的生命一点都不相关。其实，就连"东西""可以取得的""相关不相关"这些话本身也失去了意义。

过去，你透过取得，就好像不停忙着把一个或好多个东西从一个角落挪到另外一个角落。然而，醒过来，你只是发现一个再简单不过的事实——没有一样东西曾经跟你分开，没有一样东西和真正的你、全部的你分离过。

到时候，你回想起原本傻里傻气的样子，会笑的。你会笑自己怎么可能那么幼稚，竟然有一种拥有或占有的观念，还被这种观念束缚那么久。

醒过来，你活出来的爱、宁静、欢喜，自然跟你过去定义的爱、宁静、欢喜已经完全不同，不是透过五官可以去描述的感触，已经是你最基本的组成。正是这样，你也才明白我在《短路》中所谈的转化（transformation）、形变（transfiguration）和质变（transmutation）真正的意思。甚至，你会发现连我过去常讲的"脱胎换骨的转变"，相对于真实，也只是个比喻。

你醒过来，自然明白其实什么都没有发生，不是你从某一个状态可以变成另一个状态。你只是发现注意力的焦点已经移动，你站在哪一个角度在看、在说明、在知觉——这个角度已经不同。你意识的焦点，已经从相对的范围移到了绝对，而你是站在绝对看着一切。然而，这一切，其实是自己。

醒过来，你站在整体，可以感觉一切。但是，这个机制并不是透过人间的动，也不是透过二元对立和五官去捕捉。既然不受这些机制的限制，对你来说，也就不会再有人间的任何意义，或还为你带来任何一种观念。假如还有一个转变，你会明白是根本靠不住的。

我们在这里好像还可以谈的本质——爱、宁静、欢喜、丰盛，本身真正是你，是你的本质。你不可能变成它，也不可能得到它。到这里，你终于明白这些话不是理论，而是事实。

《旧约·创世纪》中提到"神就照着自己的形象造人"或是用我的话来说"我们是依神的形象而造的"。假如把神等同于绝对、佛性、本性、真正的自己，也可以说《旧约》里的这句话早已在肯定爱、欢喜、宁静、丰盛是我们本来就有的。

神创造你，不光是从绝对、真正的自己延伸出"你"的体，连爱、欢喜、宁静、丰盛也一同落成了"你"的本质。这些，我过去会说是 Godly quality，是神的本质。

这些本质你老早就有，而"你"自然会不断地想要回到这些本质。你过去也只是忘记了，这些本质和"你"一样，是从绝对延伸出来的，本来就有，从来没有离开过你。

你就是这些本质组合起来的。只是在这个世界有无明，有烦恼——就是二元对立的机制，好像不断地制造出一种隔离，你才会表面上仿佛失去了它们，又同时不断地想回到这些最完美、最圆满的本质，甚至还想追求它们。

醒过来，表面有爱、欢喜、宁静，有丰盛，同样地，对你来说，已经没有"谁"还可以体会到这些。你个人可以得到的爱、宁静、欢喜、丰盛，老早和整体分不开。你不可能为了某一个客体、某一个对象再去区分什么、体会什么。这些分别已经过去，跟现在的你已经没有关系。甚至，整个世界都与你无关。我才会说从任何角落，你只会看到自己。然而，这个自己已经不是过去的"你"。

醒过来，你也自然会明白，你多生多世追求的丰盛，其实老早就在等着你。但是，并不是透过你规划、努力、练习而可以得到的，反而是你臣服到生命的点点滴滴，你才发现竟然可以跟整体接轨。因为一切，都是你真正的自己。你就是整体。

突然间，生命也就这么简单地打开了。

醒过来，你不需要再取得丰盛，而是可以直接活出它。这一切，可能跟你过去想的完全不一样。最不可思议的是，现在你可能已经发现，从每一个角落，你体会到的都是一体或自己。而一切，虽然你没有任何干涉，反而跟着活起来。到处的点点滴滴，竟然都是奇迹。每一个东西或角落，你都能体会到什么叫丰盛。

这一点，才是最大的悖论。我没想到，竟然要等那么久，才可以和你分享。

光是这几句话，我其实已经推翻"全部生命系列"过去所谈的观念。我也明白，要先为你建立一个相当稳定的基础，你才可能体会到这里所谈的颠倒的事实。

我相信你现在可以理解，为什么我不断地在强调每个人的成熟度不同，为什么"全部生命系列"的每一句话、每一个观念在不同层面都有不同的意义。你大概也开始明白，这些不同的观念和表达，还是我在试着为你对照"有"或"在"、相对与绝对。

毕竟，有些观念假如太早提出来，可能对你不光没有意义，还会带来更多矛盾。我只能用分段的方式来为你谈同一件事，希望把你从"有"带回"在"，从相对轻松地滑落到绝对，从"脑"不费力地落回到"心"。

当然我早就知道，这是急不来的，我也只好用那么多篇幅一点一滴走到这里。我想，你现在已经发现，从任何观念、任何角落，都可以回到"在"或绝对，因为这些本来就是我们最主要的本质。我才会那么有把握，知道你我总有一天会走到这里。

接下来——其实，没有什么叫做接下来。

一切本来就是完美的，老早就是完整的，最多也还只是真正的自己体会到自己。

你，体会到你。你，活出你。你过去的这一生，人生的这一篇章，也就告了一个段落。接下来，你就可以自由走下去。

结　语

　　我们一起走到这里，我只能再一次恭喜你，有这样的耐心将这一堂功课告一个段落。接下来，我希望你不光可以活出丰盛，同时可以随时体会真实。

　　我知道，现在，你已经可以试着从各个角落把真实带回到生活中。你也会明白，假如修行所谓的真实和日常生活不相关，那么，这样的真实根本是多余的。毕竟，你这一生也就这么短暂，再拿来做这种无谓的追寻，不光是浪费时间，甚至还是走冤枉路——再造出另一个同样虚构的现实。

　　正是"真实"这个主题和你我的生命有紧密的关系，而且有最急切的重要性，我才会用"全部生命系列"那么多的篇幅来说明。此外，我透过那么多的作品，也只是为了不同的人，从不同的层次去反映同一个真实。假如你真能跟着读到这里，我认为已经是反映某一个层面的成熟度。这一点，才值得恭喜。

　　我也相信，你走到这里已经发现，很多过去你可能认为重要的价值观念已经跟着修正。不光你对人生的看法已经不同，可能连你的生活习惯也在改变，甚至你的朋友和生活环境也正在跟着变动。

短期来看，这些变化都可能为你带来种种的考验，甚至危机。这时候，我劝你还是要有信心，再加上信仰，试试看，可不可以不断地回到参、回到臣服，不要放弃。你只要一心一意往下走到底，至于这个"底"是什么，或走到哪里，我希望你现在已经可以认同，这些其实都不重要。

假如你无论如何都会选择走下去，而且会不断地走下去，这是更值得恭喜的。

在这里，再一次谈到信仰，其实我想强调的是——丰盛并不是透过头脑可以想出来，也不是透过逻辑可以理解的，而是透过信仰活出来的。我在"全部生命系列"一再提到的各种练习，也只是为了培养你的信仰——把念头放下，让心活出每一个瞬间。

丰盛这个主题，对你只是带来一个最大的考验——你的信心是不是大到足够让你可以活出生命的丰盛？说实话，正是这样的信心，甚至是全面的信仰，才真正让你没有回头路。你完全可以让每一个瞬间，都成为这一生最珍惜的恩典。

信心够大，不光是丰盛就在眼前，而且你已经随时活在恩典，活出真实。

不知不觉，你竟然会发现是透过丰盛，心、一体才可以和人间做一个联结。是透过丰盛，心才可以活出它自己。

你看这么说，是不是又一次带给你一个不需要的悖论？

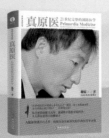
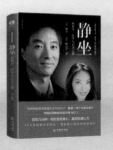
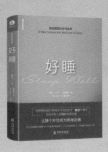
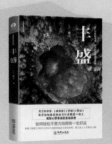
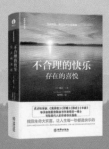
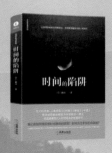
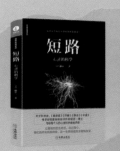